systemed
verlag

Des Arztes höchster und einziger Beruf ist, kranke Menschen gesund zu machen, was man Heilen nennt.

S. Hahnemann, Organon der Heilkunst

Dr. Jürgen Schmitter

Wenn der Kiefer knirscht

Zähne, Kiefer, Wirbelsäule:
Warum ein belastetes Kiefergelenk zu Schmerzen im ganzen Körper führt und wie dies vermieden werden kann

Inhalt

Die Naturwissenschaft vermittelt uns seit Generationen das Gefühl, dass wir die meisten Bereiche der Natur verstehen, wenngleich oftmals das Gegenteil der Fall ist.

F. Delmann

I. Vorwort

Seit mehr als 35 Jahren befasse ich mich mit den Wechselbeziehungen zwischen Zahnheilkunde und allgemeiner Gesundheit. Es wurde im Laufe der Jahre immer klarer, dass eine Fehlfunktion der Zähne und vernachlässigte Mundgesundheit einen dominierenden Einfluss auf die physische und geistige Gesundheit eines Patienten haben.

Die moderne Zahnheilkunde, speziell die Gnathologie (die Lehre von den Zusammenhängen des Gebiss-Systems), hat eine meisterhafte Mechanik entwickelt, um ein Gebiss wiederaufzubauen. Aber die Physiologie (die Lehre von den Lebensvorgängen) und andere damit befasste Wissenschaften wurden völlig vernachlässigt. Die Zeit ist reif für eine interdisziplinäre Zusammenarbeit, das heißt, die Zahnheilkunde und andere medizinische Sparten müssen zum Wohle des Patienten zusammenarbeiten, was jedoch leider bislang nur selten der Fall ist. Viele Schmerzkliniken arbeiten ohne einen entsprechend ausgebildeten Zahnarzt und haben daher nicht die möglichen Erfolge. Andere Ärzte, die sich um die Zusammenarbeit mit einem Zahnarzt bemühen, beklagen sich oft über ein entsprechendes Desinteresse oder mangelndes Wissen der Zahnärzte.

Mittlerweile ist zwar bekannt, dass durch einen fehlerhaften Zusammenbiss der Zähne dentaler Stress ausgelöst wird, die dadurch entstehenden Folgen für den ganzen Körper werden jedoch meistens außer Acht gelassen, da man sich in der Regel nur auf den Kopfbereich konzentriert. Folglich wird eine Vielzahl von Beschwerden falsch behandelt, da die Ursache – nämlich dentaler Stress – unbekannt ist.

Dieses Buch ist für Betroffene geschrieben, um ihnen die Möglichkeit zu geben, selbst die Ursache für ihr persönliches Problem erkennen zu können. Für ein besseres Verständnis habe ich mich bemüht, Fremdworte weitestgehend zu vermeiden, was jedoch leider nicht immer möglich war.

II. Einführung

Wenn man liest, dass ca. 50 Millionen Bundesbürger oft an Kopfschmerzen leiden und ca. 70 Prozent Rückenprobleme in irgendeiner Form haben, muss entweder in der Diagnostik oder in der Therapie etwas falsch laufen. Das ist nicht unbedingt ein Fehler des einzelnen Arztes, sondern in erster Linie ein Fehler in der gesamten medizinischen Ausbildung, die eine immer stärker gefächerte Spezialisierung fördert. Dadurch geht der Blick für die Ganzheit des Menschen als Summe seiner Teile aus Körper, Seele und Geist verloren. Jeder Therapeut kennt nur noch sein Fachgebiet und bei der heutigen Explosion des Wissens in immer feinere Details verliert er »vor lauter Bäumen« die Sicht auf den Wald. Das ist jedoch nur die eine Seite der Medaille, denn darüber hinaus darf der Spezialist ausschließlich in seinem Fachgebiet praktizieren, leider sehr häufig zum Schaden des Patienten.

War eine Zusammenarbeit verschiedener Therapeuten früher eine Seltenheit, so scheint sich auf diesem Gebiet in den letzten Jahren eine Wandlung durch stärkere Kooperation und Gründungen von ganzheitlichen Therapiezentren unter Mitarbeit verschiedener Fachdisziplinen zu vollziehen. Ohne die Mitarbeit eines ganzheitlich orientierten Zahnarztes bleiben gewisse Heilerfolge jedoch nach wie vor aus.

Wie komme ich nun als Zahnarzt dazu, über Kopfschmerzen und Rückenprobleme zu schreiben, wo diese Thematik doch scheinbar nichts mit der Zahnmedizin zu tun hat und auch nur sehr wenige Patienten aus diesem Grund zu ihrem Zahnarzt gehen?

Meine ganzheitliche Denkweise begann schon sehr früh als Student durch die Beschäftigung mit der Ernährung als Grundursache für Karies und Parodontose, denn Stoffwechselstörungen durch falsche Ernährung sind zuerst an den Zähnen und im Mund zu diagnostizieren.

Als Student – damals genau wie heute – erhält man zwar eine Basisausbildung in der reparativen Zahnmedizin, eine Unterrichtung über gesunde Ernährung oder ganzheitliche Zusammenhänge zwischen Zähnen und Organismus findet jedoch nicht statt. Nach der akademischen Ausbildung muss sich der Zahnarzt nun seine entsprechenden Erfahrungen in der Praxis holen. Und genau hier stößt er recht häufig an seine Grenzen, die er nicht überwinden kann, da er nicht weiß, wo die Ursache des Problems liegt. So ging es jedenfalls mir und dementsprechend kam ich schon sehr früh – 1968 – mit der Gnathologie, der Lehre von den Zusammenhängen des Gebiss-Systems, in Berührung. In einem Kurs über die Verbesserung im Halt von Totalprothesen hörte ich zum ersten Mal davon, dass bei guter Anpassung von Prothesen auch Kopfschmerzen verschwinden können. (Auf die Ursache wird später noch ausführlich eingegangen.)

Nach einigen Jahren der Beschäftigung mit der Gnathologie, wodurch sich meine Arbeit wesentlich verbessert hat, bekam ich langsam ein Verständnis für die Funktion des Gebiss-Systems. Patienten berichteten von verschiedenen Beschwerden, die nach der Behandlung verschwanden und über die wir eigentlich vorher nicht gesprochen hatten. Auch anderen Kollegen waren diese Dinge aufgefallen und daraufhin wurden Fragebögen entwickelt, mit deren Hilfe die Patienten gezielt nach bestimmten Krankheiten oder Symptomen befragt wurden. Im Grunde beschränkte sich dies aber rein auf den Kopfbereich.

Ab und zu jedoch trat der Fall ein, dass sich bestehende Beschwerden stark verschlechterten und/oder neue Probleme hinzukamen. Aus heutiger Sicht gesehen kein Wunder, denn ich hatte mich bei der Diagnostik rein auf den Kopf- und Halsbereich beschränkt und damit einen wesentlichen Faktor für die Beschwerden übersehen. Das Skelettsystem der Patienten war schon vorher verändert gewesen, aber der Organismus hatte sich diesen Abweichungen noch anpassen können. Durch meine Arbeit – in fast allen Fällen mussten viele Kronen und Brücken angefertigt werden – hatte ich aber das Gebiss-System insofern verändert, dass die Fähigkeit zu einer Anpassung an die neue Situation nicht mehr möglich war. Es geriet sozusagen »aus den Fugen«, wofür ich keine Erklärung hatte. Nur mit großen Anstrengungen und viel Geduld seitens des Patienten und Zahnarztes konnte in vielen Fällen ein beschwerdefreier Zustand wiederhergestellt werden.

Nachdem ich zehn Jahre lang Gnathologie mit doch sehr gutem Erfolg betrieben hatte, war ich wieder einmal auf einem Gnathologiekongress in den USA. Während dieser Tagung hörte ich den Vortrag eines bekannten Physiotherapeuten, der sich mit der Bedeutung und den Problemen des Kiefergelenks beschäftigte. Er erzählte uns über die Zusammenhänge zwischen Kiefergelenken und Becken, welche Kriterien hier zu beachten und wie sie zu untersuchen seien. Mir fielen sofort zwei Patienten ein, bei denen sich Probleme nach der Rekonstruktion des Gebisses eingestellt hatten, und ich glaubte nun zu wissen, woran es lag. Die sofortige Kontrolle nach der Rückkehr aus den USA zeigte mir, wo meine Fehler aufgrund mangelnder Kenntnisse der Zusammenhänge lagen. Beide Patienten hatten einen starken Beckenschiefstand, den ich vorher weder beachtet noch untersucht hatte. Nachdem die Patienten dann von einem Physiotherapeuten entsprechend vorbehandelt wurden, konnten die Beschwerden sehr schnell beseitigt werden.

Nach diesen Erkenntnissen begann ich, mich verstärkt mit den Problemen, die sich aus der Beziehung zwischen Zähnen, Wirbelsäule und Gesamtorganismus ergeben können, sowie deren Therapie zu befassen. Zu jener Zeit - vor 35 Jahren – war dieses Thema bei den Zahnärzten in Europa so gut wie unbekannt und so musste ich mich außerhalb der Zahnmedizin informieren. Es dauerte eine geraume Zeit, bis ich aus den einzelnen Puzzelteilen, die ich von überall bekam, ein Therapiekonzept erarbeiten konnte.

Für die Behandlung der Wirbelsäule bzw. des Skelettsystems benötigt der Zahnarzt die mithilfe eines guten Physiotherapeuten und Osteopathen (Osteopathie = Behandlung von Bewegungseinschränkungen im Körper), um in dieser Zusammenarbeit ein für den Patienten gutes Ergebnis zu erzielen.

In den letzten Jahren erschienen in Zeitschriften vereinzelt kurze Artikel, die diesen Problembereich beschreiben. Sie sind dann aber meist sehr speziell auf ein einzelnes Fallbeispiel abgestimmt oder in der Laienpresse bei den Gesundheitsthemen nur in Nebensätzen erwähnt.

Daher möchte ich in diesem Buch einen breiteren Einstieg in das Gesamtthema geben, damit sowohl Therapeuten, aber vor allem Laien, ihr Problem erkennen und behandeln lassen können.

Die Thematik dieses Buches verdeutlicht in hohem Maße, dass die Zeit der »Zahnklempnerei« vorbei ist und die Zahnheilkunde an der Spitze der Medizinpyramide stehen müsste.

1.
Zähne und Organismus

Die Zähne sind der härteste Teil unseres Körpers. Leider sind sie auch das Erste, was bei einer falschen Ernährungsweise durch die daraus entstehende Stoffwechselkrankheit zerstört wird. Die Folgen sind zunächst Füllungen, dann Kronen und zum Schluss eine Nerventfernung mit anschließender Wurzelfüllung oder manchmal die chirurgische Entfernung der Wurzelspitze, um zu versuchen, den kranken Zahn zu erhalten.

Hier kann nun ein Teufelskreis beginnen: Bei einer Wurzelfüllung werden zwar die Hauptkanäle der Wurzel gefüllt – die im letzten Drittel vorhandenen Seitenkanälchen zu füllen, ist jedoch so gut wie unmöglich. Hier bleiben nun Nervengewebe, Blutgefäße, Bindegewebe und Gifte erhalten. Diese Eiweißreste zerfallen nach kurzer Zeit und es entsteht Leichengift, ein hoch giftiger Stoff. Da das Gewebe des Zahnnervs, die Pulpa, Bestandteil des gesamten Bindegewebes ist – des sogenannten Pischinger-Systems – kommt es durch den Zerfall zu einer Störung dieses Systems. Darüber erklärt sich die negative Wirkung eines toten Zahnes auf den Gesamtorganismus sowie sein blockierender Einfluss auf die Bereiche, zu denen der tote Zahn gehört (Abb. 1).

Solange der Patient noch jung und sein Immunsystem intakt ist, kann er dieses so entstandene Störfeld unter Kontrolle halten und tolerieren. Für einen chronisch kranken Menschen ist es aber unumgänglich, den toten Zahn entfernen zu lassen.

Ein Störfeld wirkt primär in dem Meridiansystem, zu dem es gehört, es kann aber überall im Körper Auswirkungen zeigen (Abb. 2). Um ein besseres Verständnis zu erzielen, möchte ich kurz erklären, was man unter dem Meridiansystem zu verstehen hat.

Hierbei handelt es sich um einen Bestandteil der ca. 5.000 Jahre alten chinesischen Akupunkturlehre. Diese geht davon aus, dass die Lebensenergie in bestimmten Energiebahnen (Meridianen) im Körper kreist und bei ungehindertem Fluss der Mensch gesund ist. Diese Bahnen verbinden bestimmte anatomische Strukturen miteinander, die sich in einer bioenergetischen Wechselbeziehung befinden. Sie werden auch als Funktionskreise, Regelkreise oder Resonanzketten bezeichnet, was dem westlichen Medizinverständnis entgegenkommt und mehr dem modernen Verständnis und der Vorstellung des Menschen als kybernetisches System entspricht. Allerdings können Meridiane nicht anatomisch, sondern nur energetisch nachgewiesen werden.

1	Innenohr	Kieferhöhle	Siebbeinzellen	Auge	Stirnhöhle	Stirnhöhle	Auge	Siebbeinzellen	Kieferhöhle	Innenohr
2	Schulter Ellbogen	Kiefer	Schulter Ellbogen	Knie hinten		Knie hinten		Schulter Ellbogen	Kiefer	Schulter Ellbogen
				Hüfte	Kreuzsteißbein	Kreuzsteißbein	Hüfte			
	Hand ulnar Fuß plantar Zehen u. 1*	Knie vorn	Hand radial Fuß Großzehe	Fuß		Fuß		Hand radial Fuß Großzehe	Knie vorn	Hand ulnar Fuß plant. Zehen u. 1*
3	Th1 C8 Th7 Th6 Th5 S3 S2 S1	Th 12 Th 11 L 1	C7 C6 C5 Th4 Th3 Th2 L5 L4	Th 8 Th 9 Th 10	L 3 L 2 Co S5 S4	L 2 L 3 S4 S5 Co	Th 8 Th 9 Th 10	C5 C6 C7 Th2 Th3 Th4 L4 L5	Th 11 Th 12 L 1	C 8 Th1 Th5 Th6 Th7 S1 S2 S3
4	B1 H7 B6 B5 S2 S1	B 12 B 11 L 1	H7 H6 H5 B4 B3 L5 L4	B 9 B 10	L 3 L 2 Co S5 S4 S3	L 2 L 3 S3 S4 S5 Co	B 9 B 10	H5 H6 H7 B3 B4 L4 L5	B 11 B 12 L 1	H7 B1 B5 B6 S1 S2
5	Herz rechts	Pancreas	Lunge rechts	Leber rechts	Niere rechts	Niere links	Leber links	Lunge links	Milz	Herz links
	Duodenum	Magen rechts	Dickdarm rechts	Gallen blase	Blase rechts urogenitales Gebiet	Blase links urogenitales Gebiet	Gallen gänge links	Dickdarm links	Magen links	Jejunum Ileum links

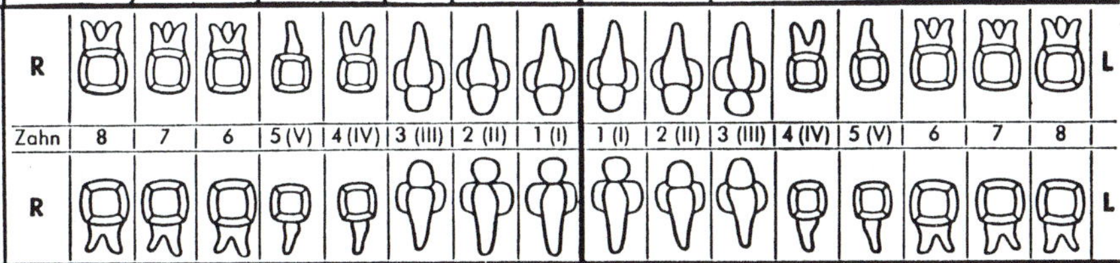

5	Ileum rechts	Dickdarm rechts	Magen rechts Pylorus	Gallen blase	Blase rechts urogenitales Gebiet	Blase links urogenitales Gebiet	Gallen gänge links	Magen links	Dickdarm links	Jejunum Ileum links
	Ileocoecales Gebiet									
	Herz rechts	Lunge rechts	Pancreas	Leber rechts	Niere rechts	Niere links	Leber links	Milz	Lunge links	Herz links
4	B1 H7 B6 B5 S2 S1	H7 H6 H5 B4 B3 L5 L4	B 12 B 11 L 1	B 9 B 10	L 3 L 2 Co S5 S4 S3	L 2 L 3 S3 S4 S5 Co	B 9 B 10	B 11 B 12 L 1	H5 H6 H7 B3 B4 L4 L5	H7 B1 B5 B6 S1 S2
3	Th1 C8 Th7 Th6 Th5 S3 S2 S1	C7 C6 C5 Th4 Th3 Th2 L5 L4	Th 12 Th 11 L 1	Th 8 Th 9 Th 10	L 3 L 2 Co S5 S4	L 2 L 3 S4 S5 Co	Th 8 Th 9 Th 10	Th 11 Th 12 L 1	C5 C6 C7 Th2 Th3 Th4 L4 L5	C 8 Th1 Th5 Th6 Th7 S1 S2 S3
2	Schulter – Ellbogen		Knie vorn	Knie hinten		Knie hinten		Knie vorn	Schulter – Ellbogen	
	Hand ulnar Fuß plantar Zehen u. 1*	Hand radial Fuß Großzehe		Hüfte	Kreuzsteißbein	Kreuzsteißbein	Hüfte		Hand radial Fuß Großzehe	Hand ulnar Fuß plant Zehen u. 1*
			Kiefer	Fuß		Fuß		Kiefer		
1	Ohr	Siebbeinzellen	Kieferhöhle	Auge	Stirnhöhle	Stirnhöhle	Auge	Kieferhöhle	Siebbeinzellen	Ohr

1 Sinnesorgane 2 Gelenke 3 Rückenmarksegmente 4 Wirbel 5 Organe

Abb. 1 – Wechselbeziehungen der Zähne zum Organismus nach Voll und Kramer

»Der Elektroakupunktur ist eine weitere, wichtige Erkenntnis zu verdanken: der Nachweis von Wechselbeziehungen zwischen Gebiss und Gesamtorganismus. Voll und Kramer haben als erste die für die einzelnen Zähne geltenden Beziehungen zu inneren Organen detailliert aufgeschlüsselt. Sie beobachteten, dass beim Schleifen und Bohren von Zähnen messbare Veränderungen des bioelektrischen Hautpotenzials an bestimmten Haut-Akupunkturpunkten auftraten, deren Organbeziehungen bekannt waren. Diese Veränderungen waren zwar nur temporär, jedoch reproduzierbar; durch Traumatisieren gleicher Zähne, zum Beispiel der Prämolaren, wurden Reaktionen an jeweils gleichen Akupunkturpunkten beobachtet. Umgekehrt konnten durch bioelektrische Messungen auch Beziehungen der verschiedensten Organe zu bestimmten Zähnen bzw. Zahngruppen nachgewiesen werden. Das einen Zahn umschließende Gingival- und Parodontalgewebe ist in diesen Wechselwirkungsprozess eingeschlossen und bildet mit dem Zahn eine funktionelle Einheit, von Voll Odonton genannt.«

Nach Voll und Kramer (siehe Abb. 1)

Der wissenschaftliche Nachweis eines vorhandenen Meridiansystems kann heute eigentlich nicht mehr geleugnet werden. Es wird sogar diskutiert, dass der Mensch genau wie ein knöchernes Skelettsystem auch ein energetisches Skelettsystem besitzt.

Die Energiebahnen auf der Körperoberfläche verfügen nun über Punkte, die in einer Wechselbeziehung mit jeweils bestimmten Organen stehen. Bei einer Störung des Energieflusses kann durch eine Reizung bestimmter Punkte durch Druck, Nadel oder Laser das Gleichgewicht der im Körper wirkenden Energien wiederhergestellt und die Selbstheilung aktiviert werden. Folglich lassen sich durch Akupunktur besonders funktionelle Störungen oder Schmerzzustände sehr gut behandeln.

Der Mensch funktioniert als kybernetisches System, ein Begriff aus der Quantenphysik, vereinfacht gesagt: wie ein Computer. Dieser Computer als Ganzes ist in verschiedene Subsysteme unterteilt, die untereinander vernetzt sind. Zu diesen Subsystemen (medizinisch Meridiane oder Energiebahnen) gehören jeweils einzelne Zähne oder Zahngruppen, was in langjährigen Untersuchungen von den Ärzten Voll und Kramer nachgewiesen und seitdem immer wieder bestätigt wurde. Das heißt, jedes Subsystem besteht aus anatomisch völlig verschiedenen Anteilen, die jedoch über die Energiebahnen wie Perlen an einer Kette verbunden sind.

Der menschliche Organismus funktioniert nicht nur anatomisch, sondern auch energetisch. Das Energiesystem ist sogar dem hoch komplizierten Nervensystem noch übergeordnet.

Generell ist es so, dass man bei Schmerzen oder Beschwerden in irgendeinem Bereich des Körpers immer wissen muss, welcher Meridian durch diesen Bereich läuft. Dann muss man primär den Funktionskreis betrachten, in dem sich die Störung befindet, wenn man nicht nur symptomatisch behandeln will. Meistens wird man hier fündig. Es kann aber auch sein, dass sich durch die Vernetzung die Störung bzw. Ursache für die Beschwerden in einem anderen Funktionskreis befindet, denn alles hängt miteinander zusammen und beeinflusst sich gegenseitig. Nach Voll liegen mehr als 80 Prozent aller Herde im Kopfbereich, davon überwiegend im Zahnbereich.

Zur Diagnostik sollte zunächst eine Röntgen-Panorama-Aufnahme des Gebisses erfolgen, da dadurch in vielen Fällen schon das entsprechende Störfeld, nämlich verlagerte oder nicht herausgewachsene Zähne, nervtote Zähne, nicht entfernte Wurzelreste nach Zahnentfernungen, Metallteile (meistens Amalgamanteile im Kieferknochen) oder Veränderungen in der Knochenstruktur im Leerkiefer, entdeckt wird.

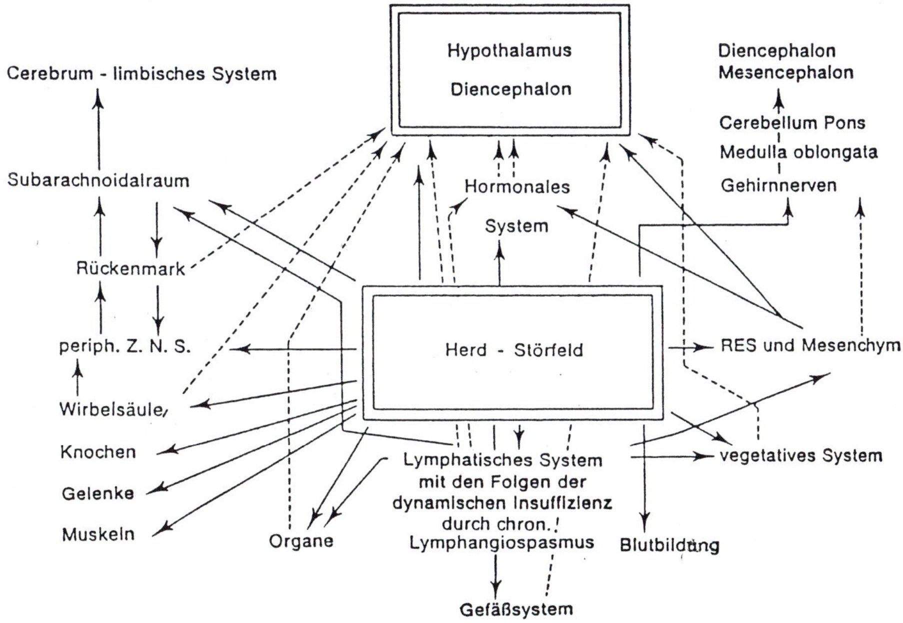

Abb. 2 – Wechselbeziehungen von Odontonen und Tonsillen zu Organen

Manchmal ist es allerdings so, dass Röntgenaufnahmen einwandfreie Verhältnisse vortäuschen, obwohl der Zahn oder die Zähne als starke Störfelder fungieren, denn eine Röntgenaufnahme zeigt nur die anatomischen Verhältnisse, jedoch nicht die energetische Komponente.

Da tote Zähne selten schmerzen, ist es manchmal nicht einfach, den Patienten davon zu überzeugen, dass dieser Zahn entfernt werden muss. Die Schwierigkeit liegt insbesondere darin, dem Patienten zu verdeutlichen, dass dieser Zahn eine Fernwirkung an ganz anderer Stelle im Körper hat und die Ursache für die bestehenden Beschwerden darstellt. Fast immer ist aber der ursächliche Zahn durch verschiedene Testmethoden als Störenfried herauszufiltern (Elektroakupunktur nach Voll, Kinesiologie, Armlängenreflex nach van Assche, Biotensor).

2.
Die Zuordnung der einzelnen Zähne zu bestimmten Meridianen und Wirbelabschnitten

(Bei der Erläuterung der einzelnen Meridiane habe ich die jeweils zusammengehörenden Yin-Yang-(Minus-Plus-)Partner zusammengefasst, um das Ganze nicht ausufern zu lassen.)

2.1 Niere/Blase

Von den beiden Meridianen »Niere/Blase« ist der Blasenmeridian der längste überhaupt. Von seinem Verlauf her, von der Kleinzehe bis über den Rücken zum Augenwinkel, lässt sich schon erkennen, dass hier die gesamte Wirbelsäule beinhaltet ist. Abb. 3 beschreibt die einzelnen Anteile der Wirbelsäule und die anderen Skelettbereiche, die mit dem Blasenmeridian zusammenhängen.

Bei einem ganzheitlichen Denkansatz muss ich zum Beispiel beachten, dass die Beschwerden, die der Patient im Nackenbereich hat, nicht nur von dentalem Stress herrühren, sondern auch durch eine chronische Blasenstörung verursacht sein können. Eine chronische Prostatitis – die Prostata gehört energetisch zum Blasenmeridian – kann eine Störung im 1. Halswirbel verursachen, die erst endgültig durch eine Therapie der Prostata verschwindet.

Weiterhin können die oberen und unteren Frontzähne als mögliche Ursache in Frage kommen, denn ein Frontzahn, der nicht in Ordnung ist, kann ebenso zu Kreuzschmerzen führen. Dies ist besonders wichtig, denn eine durch andere Fachärzte durchgeführte Untersuchung kommt oftmals zu keinem Ergebnis, da sich sowohl bei der körperlichen als auch bei der röntgenologischen Untersuchung keine krankhaften Veränderungen zeigen. Es ist eben ein Schmerz, der durch eine energetische

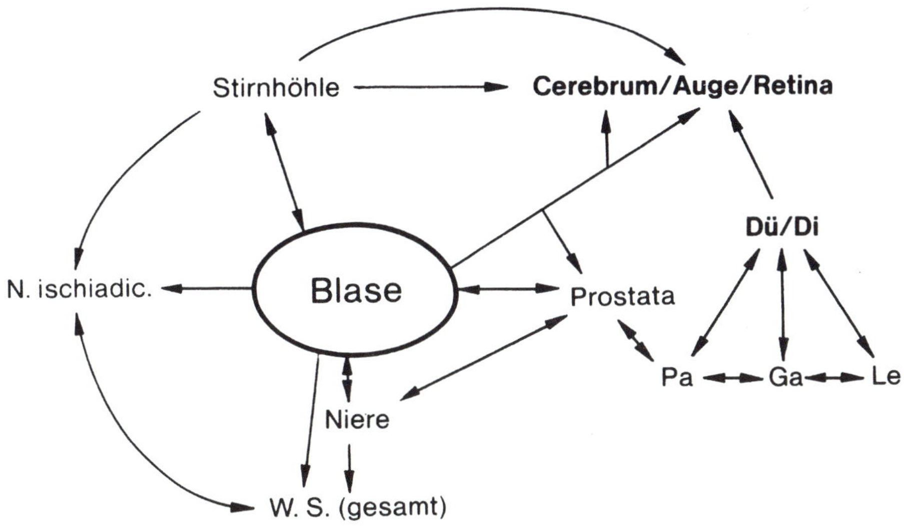

Abb. 3 – Beziehungen zwischen Blase und anderen Organen über Meridianverbindungen (Blase und Nebengefäße, auch innerer Verlauf)

Kopf:	1. Blase	— Auge
	2. Blase	— Cerebrum
Hals/Thorax:	3. Blase	— Halswirbelsäule
	4. Blase	— Brustwirbelsäule
Bauch:	5. Blase	— Niere
	6. Blase	— Lendenwirbelsäule
Becken:	7. Blase	— Prostata
	8. Blase	— Plexus lumbosacralis und Kreuzbeingelenk
Untere Extremität:	9. Blase	— Nervus ischiadicus
	10. Blase	— Knie und Sprunggelenk

Blockade verursacht wird. Röntgenologisch kann der entsprechende Bereich der Wirbelsäule sogar »jungfräulich« sein und doch hat der Patient enorme Schmerzen an dieser Stelle.

Die Niere repräsentiert das gesamte Knochensystem. Wenn die Niere, aus welchen Gründen auch immer, nicht in der Lage ist, die anfallenden Schadstoffe, zum Beispiel überschüssige Säuren, auszuscheiden, kommt es zu Veränderungen im Knochensystem, da die nötigen Mineralien zur Neutralisierung der Säuren den Knochen, Knorpeln und Bandscheiben entnommen werden. Die Niere steht ebenfalls in Beziehungen zur Hüfte, zum hinteren Kniegelenk und zur Achillessehne.

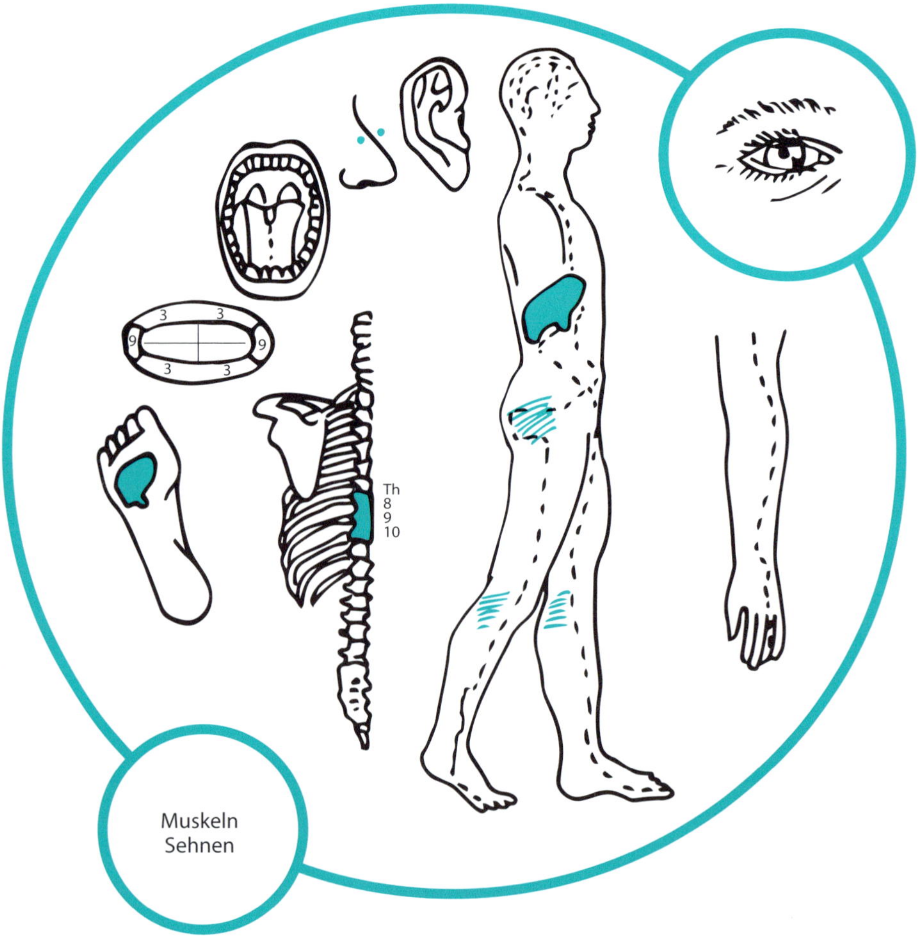

Abb. 4 (a) – Leber-Gallenblasen-Funktionskreise, ergänzt durch die Yang-Yang-Koppelung mit dem Dreifach-Erwärmer-Meridian

Beispiel: Ein Patient hat von der ganzheitlichen Zahnheilkunde gehört und möchte wissen, ob seine unteren Rücken- und Ischiasschmerzen eventuell mit den Zähnen zu tun haben könnten. Die Röntgenaufnahme zeigt einen oberen seitlichen toten Frontzahn. Ich spritze ihm ein Neuraltherapeutikum an diesen infrage kommenden Zahn. Sind für kurze Zeit die Schmerzen weg, habe ich den Beweis, dass der Zahn ursächlich für die Rückenschmerzen verantwortlich ist. Die anschließend erfolgende Entfernung beseitigt dann dauerhaft die Beschwerden.

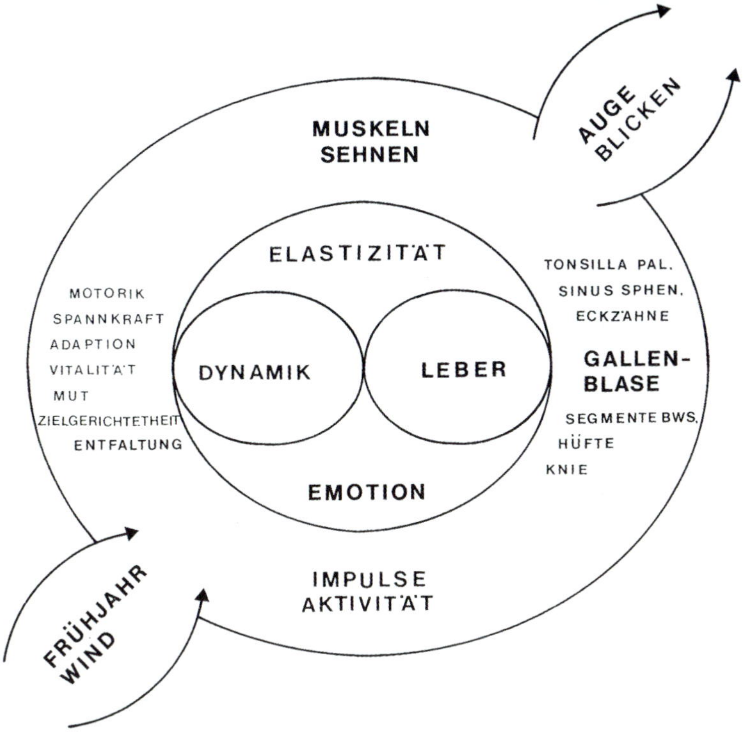

Abb. 4 (b) – Erweitertes Funktionsbild »Leber«

2.2 Leber/Galle

Der Galle-Meridian läuft seitlich am Körper entlang vom zweiten Zeh außen bis zum seitlichen Augenwinkel. Es gehören besonders das seitliche Knie und die Hüfte dazu sowie die gesamten Muskeln und Sehnen (Abb. 4a/b).

Bei Patienten, die Probleme mit den Hüftgelenken haben, sollte man immer auch an die Eckzähne und den Bereich hinter den Weisheitszähnen, das sogenannte Neunergebiet, denken. Besonders vor einer Hüftoperation sollte dieser Bereich vorher saniert werden, da sonst die Operation misslingen kann. Der tote Eckzahn kann durch seine Blockadewirkung womöglich im Hüftbereich eine energetische Schwäche erzeugen, die die einwandfreie Verheilung der Operationswunde verhindert. Ebenfalls gehört das Kiefergelenk zum Galle-Meridian.

Am Beispiel der Leber (Abb. 5) zeigt sich, dass durch eine organische Störung die Wirbelsäule zur gesunden Seite ausweichen und so eine Skoliose (seitliche Verkrümmung der Wirbelsäule) vortäuschen kann. Somit können auch Rückenschmerzen durch eine Störung dieses Meridians verursacht werden.

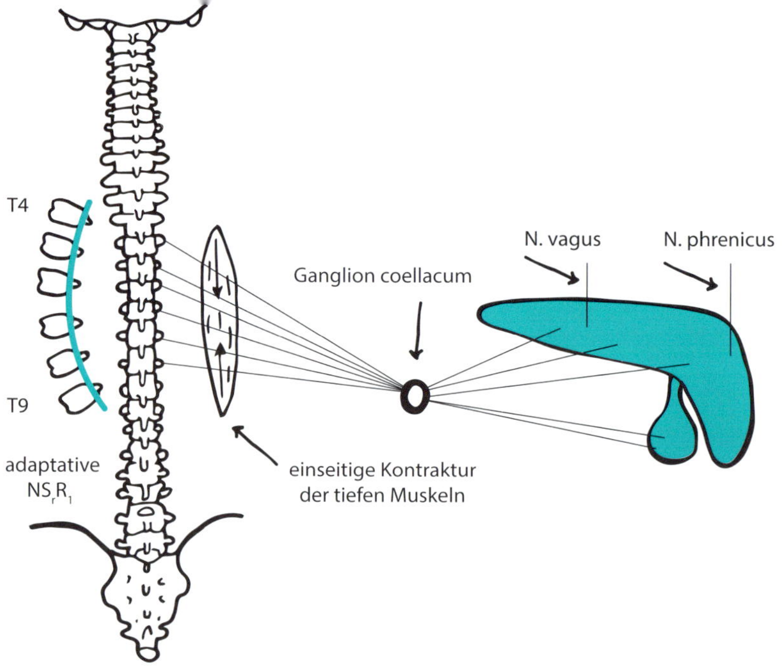

Abb. 5 – Einfluss des Leber-Gallen-Komplexes auf die Wirbelsäule über viszerosomatischen Reflex

2.3 Magen/Milz/Pankreas

Zum Bereich des Magenmeridians gehört – besonders für Zahnärzte sehr wichtig – der untere Anteil des Kiefergelenks. Das heißt, bei Beschwerden im Kiefergelenk, die gegen die übliche Therapie resistent sind, sollte man an Magenprobleme denken. Hierdurch ist es manchmal möglich, ein vorhandenes Kiefergelenkproblem zu beseitigen (Abb. 6). Auch der vordere Teil des Kniegelenks gehört zum Magenmeridian. Hier haben sich schon häufig Erfolge eingestellt durch die Entfernung eines zu diesem System gehörenden Zahnes.

Beispiel: Eine Patientin kommt in die Praxis gehumpelt. Auf die Frage, was passiert sei, erzählt sie, ihr Knie würde seit längerer Zeit stark schmerzen und immer wieder anschwellen. Manchmal geht es von alleine weg und manchmal ist es so schlimm, dass sie zur Kniepunktion ins Krankenhaus muss. Die Untersuchung der Punktionsflüssigkeit zeigt jedoch keinen Anhaltspunkt für eine Entzündung und auch die röntgenologische Untersuchung ergibt keinen krankhaften Befund. Der eine Arzt rät zu einer Operation, ein anderer rät ab. Die Patientin ist völlig verunsichert. Auf meinen Hinweis, dass der tote Zahn unten links der Störfaktor sei, lässt sie sich den Zahn entfernen, da sie das für das kleinere Übel hält als eine Knieoperation. Vier Wochen später unternimmt die Patientin schon wieder Bergwanderungen und sie hat seitdem keine Probleme mehr mit dem Knie gehabt.

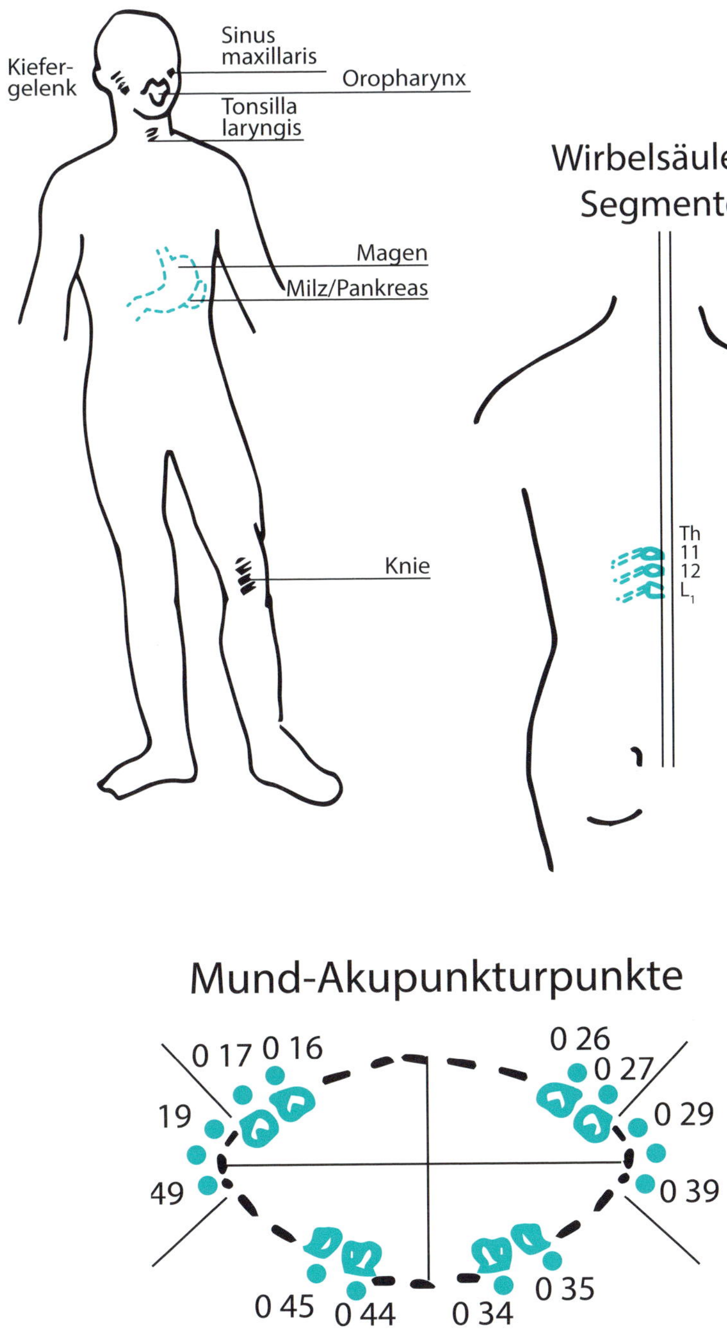

Abb. 6 – Milz-/Pankreas-/Magen-Funktionskreis

2.4 Dickdarm/Lunge

Der Dickdarm-/Lunge-Funktionskreis steht unter anderem speziell mit der Schulter und dem Ellbogen in Beziehung sowie auch mit den unteren Lendenwirbeln (Abb. 7). Gerade für diese Bereiche sind häufig Störfelder im Zahnbereich verantwortlich und man sollte bei Beschwerden immer die Zähne als Ursache mit in Betracht ziehen. Ich möchte hier besonders hervorheben, dass jeder Arzt den Patienten auch in den Mund schauen sollte, weil ihm dort sehr viele Dinge auffallen können, die für seine Therapie hilfreich sind. Er kann dort nicht selbst therapieren, aber unter Einbeziehung und mithilfe eines biologisch ganzheitlich tätigen Zahnarztes kann seine Therapie wesentlich erfolgreicher sein.

Beispiel: Ein Patient kommt zu mir, um zu erfahren, ob seine Schulterschmerzen, die er zwar schon lange hat, die ihn aber jetzt auch nachts aus dem Schlaf reißen, auch von den Zähnen kommen können. Er sei schon bei einem anderen Zahnarzt gewesen, der aber nichts feststellen konnte. Die Röntgenaufnahme habe er mitgebracht. Durch die lange Erfahrung und ein anderes »Hinschauen« fiel mir sofort auf, dass im Kiefer unter einer Brücke, und zwar auf der Seite der schmerzenden Schulter, der Knochen nicht vollständig verheilt war. Die Brücke war jetzt schon zehn Jahre alt, die Knochenstruktur sah jedoch aus, als sei der Zahn erst vor vier Wochen gezogen worden. Der Test ergab eine eindeutig starke Störquelle. Die Sanierung dieses Knochenbereiches führte zu einer ca. 80-prozentigen Besserung des Schulterschmerzes. Die Befolgung meines Rates, auch die Wirbelsäule zusätzlich bei einem Physiotherapeuten in Ordnung bringen zu lassen, beseitigte auch den restlich verbleibenden Schmerz. Ohne die Sanierung des verantwortlichen Kieferabschnittes wäre er seine Beschwerden niemals vollständig losgeworden.

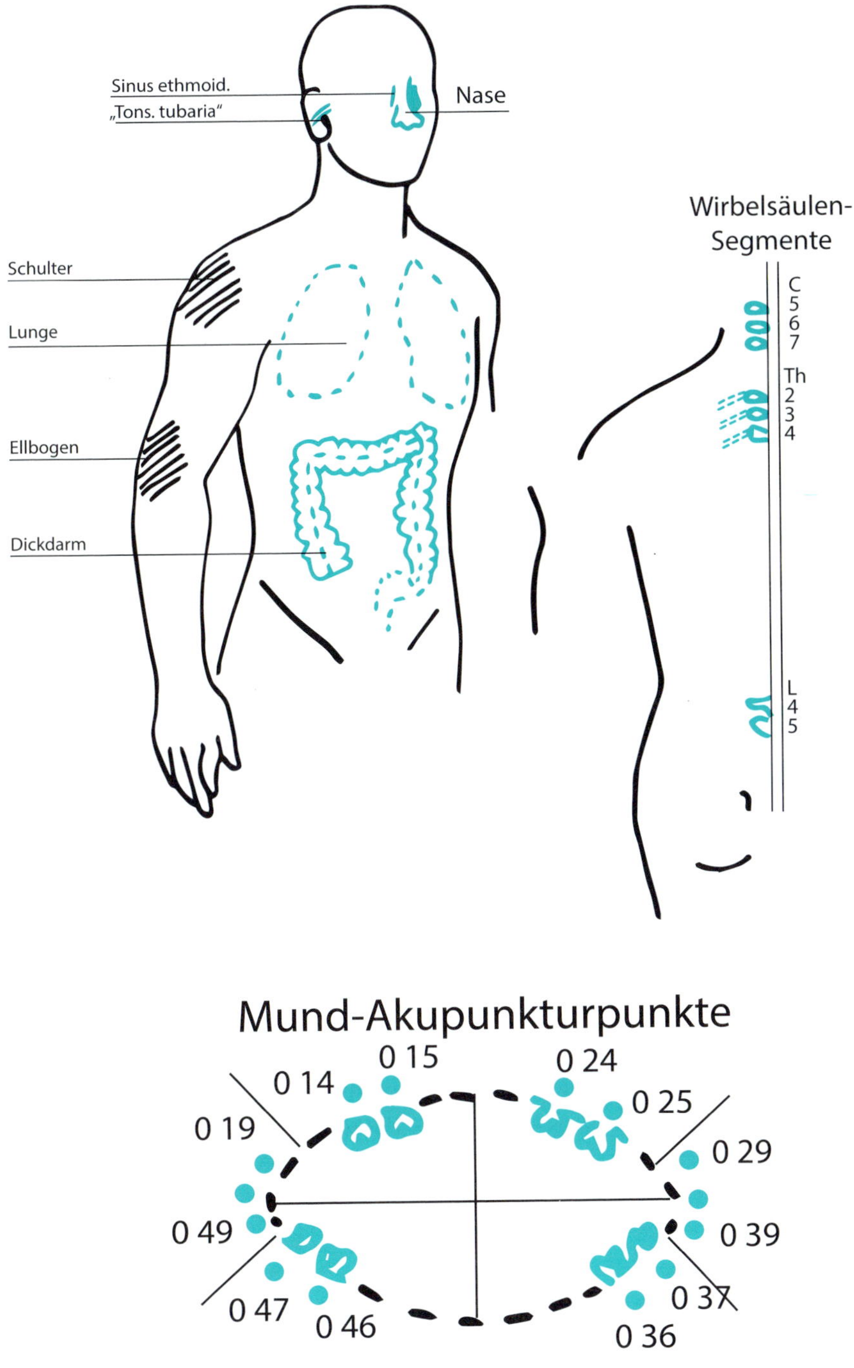

Abb. 7 – Lunge-/Dickdarm-Funktionskreis

2.5 Herz/Dünndarm/Drüsen

Wie bei dem Dickdarm-/Lunge-Funktionskreis sind auch beim Herz-Dünndarm-Funktionskreis Schulter und Ellbogen beteiligt sowie die Kreuzbeingegend und die Halswirbelsäule (Abb. 8).

Für Zahnärzte ist es sehr wichtig, zu wissen, dass dieser Funktionskreis den oberen Teil des Kiefergelenks und die Weisheitszähne beinhaltet. Weiterhin ist speziell dem unteren Weisheitszahn das hormonelle System zugeordnet.

Man sieht also, dass bei einem Schulterschmerz sehr viele Systeme beteiligt sind. Es handelt sich hier um ein sehr komplexes Geschehen. Für die Therapie ist es wichtig, ob sich der Schulterschmerz vorn, hinten oder seitlich in der Mitte befindet, denn das zeigt an, welches System oder welcher Funktionskreis beteiligt ist. Auch die Bewegungseinschränkung des Armes in eine bestimmte Richtung deutet auf den beteiligten Meridian hin. Hier kann häufig die Sanierung des oberen oder unteren Weisheitszahngebietes für eine dauerhafte Schmerzbeseitigung sorgen.

All diese Ausführungen zeigen deutlich, dass besonders der Zahnarzt auf kleinstem Raum das gesamte Energiesystem des Menschen beeinflussen kann. Man könnte zu jedem Funktionskreis eine Menge Beispiele bringen, aber das ist nicht das Anliegen dieses Buches. Es gibt darüber anderweitig genügend Literatur, auch für Laien.

Speziell die Weisheitszähne haben Bezug zum Energiesystem des Menschen. Das gesamte Zentralnervensystem sowie das hormonelle System stehen mit ihnen in Verbindung. Deshalb ist es sehr wichtig, dass man schon früh versucht, eine Extraktion der Weisheitszähne zu verhindern oder ihnen die Möglichkeit gibt, regelrecht »durchzubrechen«. Wenn es sich aber dann doch abzeichnet, dass es nicht gelingt, sollte man sie entfernen. Aber bitte auf keinen Fall alle vier Weisheitszähne auf einmal, weil der Körper diesen Eingriff in sein Energiesystem in den meisten Fällen nicht verkraften kann. Diese Patienten würden später eine ganze Palette von vegetativen Störungen haben, die dann nicht mehr auf diese Ursache zurückgeführt und behandelt werden können, wenn der Therapeut nicht ganzheitlich orientiert ist.

Wenn sich eine Extraktion nicht vermeiden lässt, sollte man bei Männern erst mit dem linken unteren Weisheitszahn beginnen, einige Monate später mit dem oberen. Wieder einige Monate später wird die andere Seite behandelt. Bei Frauen ist es umgekehrt, zuerst der rechte untere Weisheitszahn und danach der rechte obere.

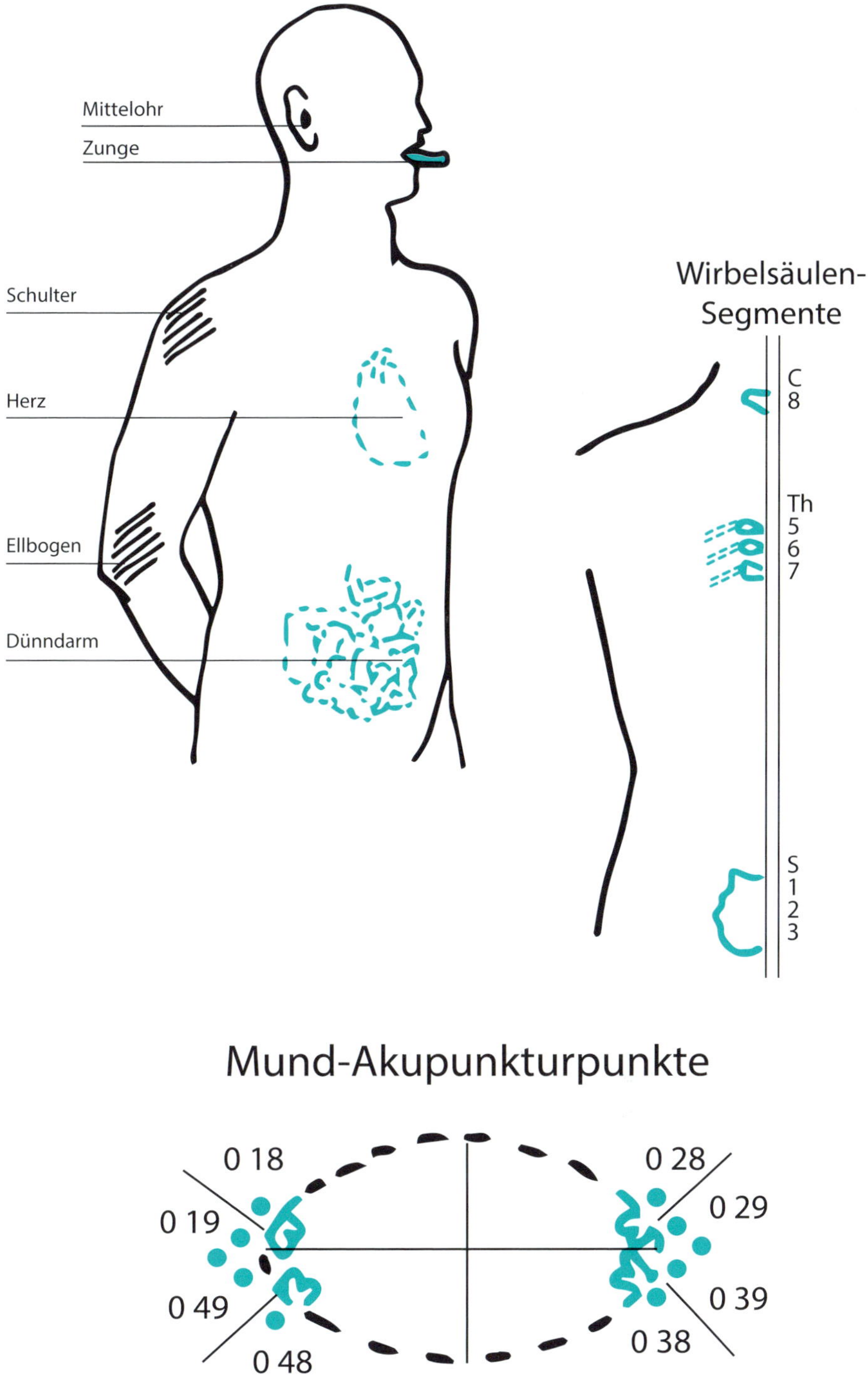

Abb. 8 – Herz-/Dünndarm-Funktionskreis

3.

Das Kausystem und sein Zusammenhang mit der Wirbelsäule

Denken Sie daran, dass Ihr Körper eine Art komplexe und effiziente Maschine ist. Er besteht aus mehreren 100 sich bewegenden Teilen – mit über 200 Knochen, 600 Muskeln plus Bändern, Sehnen und Knorpel usw. Dass dieser Körper bis zu 100 Jahre ohne Unterlass funktionieren kann, ist fantastisch. Keine andere Maschine ist dazu in der Lage.

Der Körper gerät ab und zu aus dem mechanischen Gleichgewicht. Bei all den Stürzen, Stößen, Zerrungen und Stress, die der Körper täglich aushalten muss, ist das auch kein Wunder. Deshalb sollten von Zeit zu Zeit eine Kontrolle und eine »Geraderichtung« erfolgen.

Ein einfacher Test zeigt Ihnen, ob Sie im mechanischen Gleichgewicht sind oder nicht: Drehen Sie Ihren Kopf nach rechts und dann nach links. Wenn Sie das gleichmäßig und leicht tun können, ist alles in Ordnung. Falls das nicht der Fall ist, dann ist ein Nackenwirbel verschoben.

Wenn die Halswirbel blockiert sind, können alle Arten von Problemen mit jedem Organ oder Gewebe daraus resultieren, einfach weil die meisten Nerven durch die Nackenwirbel gehen. Besonders Gesichts- und Kopfprobleme, wie Gesichts-Tick, Schwindel, schlaffe Gesichtshaut, Gesichtsschmerz, Asthma, Kopfschmerzen oder Migräne haben hier ihre Ursache. Ein mechanischer Zusammenbruch ist der Hauptgrund, warum die Selbstheilungskräfte in Ihrem Körper blockiert sind. Weiterhin sind auch eine schlechte Sauerstoffversorgung sowie eine schlechte Körperchemie dafür verantwortlich.

Eine gute Sauerstoffversorgung ist offensichtlich lebenswichtig für eine gute Gesundheit. Sauerstoff ist der wichtigste Nährstoff. Ohne Sauerstoff gibt es kein Leben. Sie können Wochen ohne Nahrung, Tage ohne Wasser, aber nur Minuten ohne Sauerstoff auskommen. Von allen Teilen im Körper benötigt das Gehirn – das Zentrum des Nervensystems – den meisten Sauerstoff. Wenn hier eine Unterversorgung besteht, ist das gesamte Nervensystem und damit der gesamte Körper betroffen. Wenn Sie Ihre Sauerstoffversorgung verbessern, bleiben die positiven Folgen nicht aus.

Eine gute Körperchemie ist ebenfalls lebenswichtig für eine gute Gesundheit. Nährstoffe sind die Bausteine der Zellen. Wenn die Zellen nicht die für sie wichtigen Nährstoffe empfangen, dann fehlt ihnen das, was eine gute Gesundheit aufrechterhält. Das Nervensystem mag gut funktionieren, aber bei mangelhafter Mineralienzufuhr werden die Zellen nicht einwandfrei arbeiten.

Grundlage für eine optimale Funktion des Körpers ist ein einwandfreies Zusammenspiel des Skelettsystems als Stützsystem, der Muskulatur als Bewegungssystem, der Faszien (Bindegewebshüllen) und des Zentralnervensystems.

Obwohl man diese vier Systeme nur im Zusammenhang sehen muss und verstehen kann, möchte ich ein wenig auf die Einzelteile eingehen.

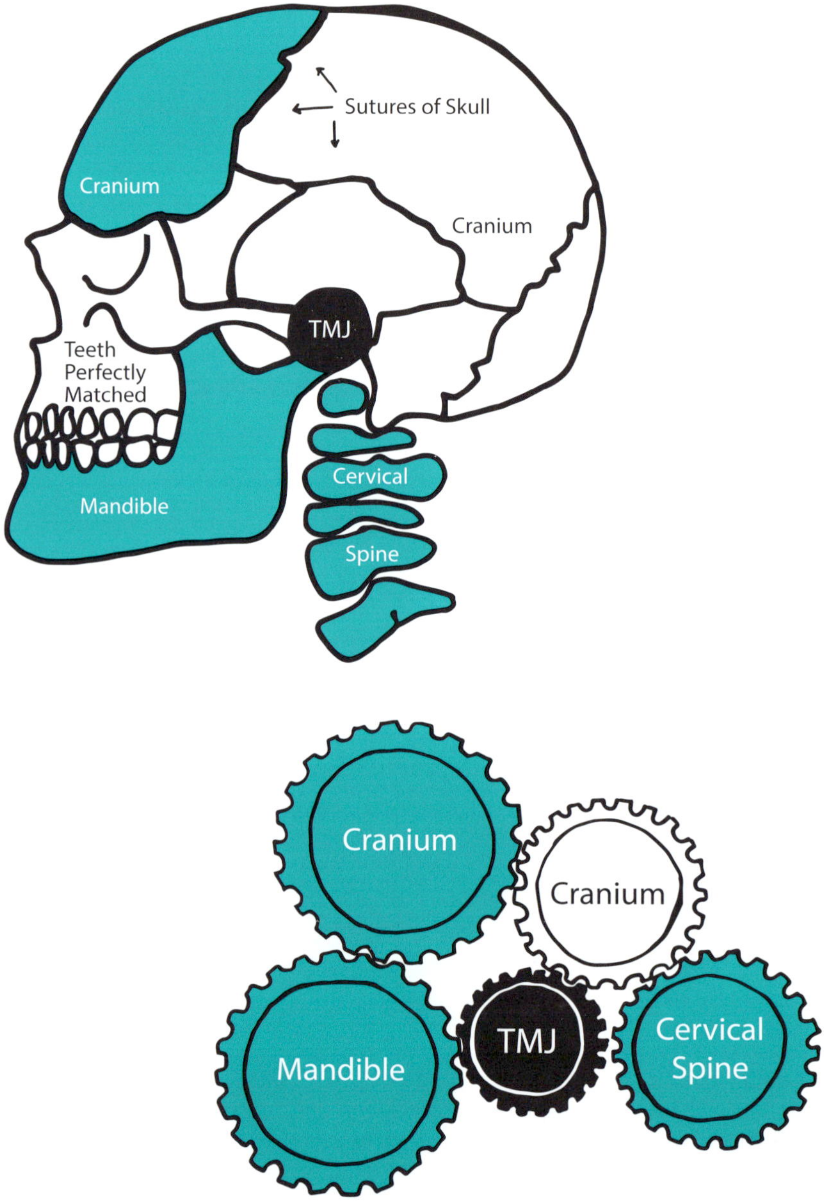

Abb. 9 a/b – Die Kiefer- und Halsregion bilden eine funktionelle Einheit

Unterkiefer und Kiefergelenk (TMJ)	Zähne
Kopf- und Nackenmuskulatur	Schädelnähte
Halswirbel	Nerven, Gefäße, Blut

3.1 Skelettsystem

Die Zähne sind ein fester Bestandteil des Skeletts. Sie greifen wie Zahnräder ineinander. Die Abb. 9 a/b zeigt, wie man sich dieses Zahnradmodell vorstellen kann. Für eine einwandfreie Funktion müssen diese Zahnräder störungsfrei arbeiten können. Hakt es an einem dieser Räder, sind alle anderen davon betroffen. Ich möchte das Bild mit einer Uhr vergleichen. Wenn bei einer Uhr ein Zahnrädchen in seiner Funktion ausfällt, bleibt vielleicht die Mondphase oder das Datum stehen. Damit können Sie leben. Fällt ein weiteres Zahnrädchen aus, bleibt vielleicht der Sekundenzeiger stehen. Das geht auch noch, denn die eigentliche Uhrzeit kann noch abgelesen werden. Fällt nun noch ein Zahnrad aus, bleibt die Uhr stehen. Das heißt, die Probleme beginnen.

Ein Zahnarzt sollte mindestens oberflächliche Kenntnisse in der Orthopädie haben, um Fehlstellungen der Wirbelsäule und des Beckens diagnostizieren zu können. Wichtig für den Zahnarzt ist zu wissen, welche Wirbelsäulenveränderungen durch das Gebiss-System entstehen bzw. hier ihren Ursprung haben.

Wenn ich zum Beispiel bei einem Patienten einen Kreuzbiss (falscher Überbiss der Zähne) sehe, weiß ich, dass der Patient auch eine Störung in der Wirbelsäule hat, meistens eine seitliche Abweichung. Bei mangelnder Abstützung im Seitenzahnbereich kommt es zu einer Verkrümmung der Wirbelsäule. Röntgenologisch ist die Begradigung der Wirbelsäule nach Wiederherstellung der Stützzone nachgewiesen. Dies ist speziell bei Totalprothesenträgern ein großes Problem, da sich die Bisshöhe zum einen bei nicht fachgerechter Herstellung, zum anderen durch weiteren Knochenabbau verändert und sich der Unterkiefer vorverlagert. Das harmonische muskuläre Gleichgewicht wird verändert und in der Folge kommt es zu Anpassungen an die neue Situation durch Veränderungen in der Wirbelsäule (Abb. 10).

Allerdings kann die Ursache auch ganz woanders liegen. Denn wer vermutet schon, dass zum Beispiel Kopfschmerzen etwas mit einem verstauchten Fuß zu tun haben können. Und doch ist dies möglich. Um den verletzten, schmerzenden Fuß zu entlasten, verlagert man das Gewicht unbewusst auf das andere Bein. Dadurch wiederum gerät das Becken in Schräglage, eine Schulter und der Hals neigen sich zur Seite. Um den Körper aufzurichten, kippt man unwillkürlich Hals und Kopf in die andere Richtung. Bleibt jemand zu lange in dieser verkrampften unnatürlichen Haltung, wird es zur Gewohnheit. Obwohl die Ursache längst behoben ist, können quälende Dauerkopfschmerzen entstehen. Mit dieser Erklärung sind wir wieder bei der Feststellung, dass der Körper eines Menschen eine biologische Einheit bildet und dass es zwischen den einzelnen Körperteilen und -funktionen ungeahnte Zusammenhänge gibt.

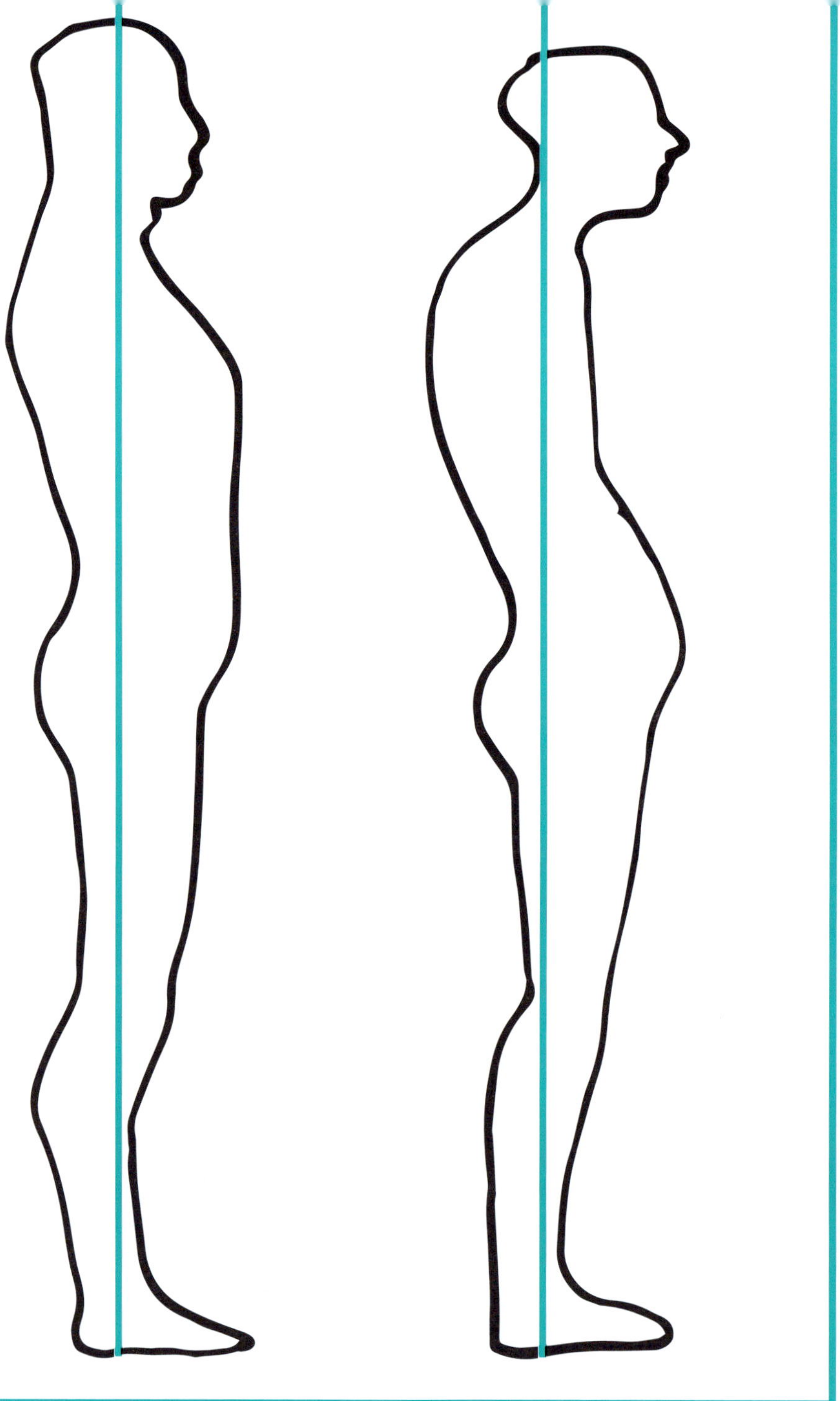

Abb. 10 – Eine häufige Haltungsänderung entsteht bei Verlust der Stützzone im Seitenbereich der Zähne oder einem erzwungenen Vorwärtsschub des Unterkiefers durch einen fehlerhaften Zusammenbiss der Zähne

Für die Wirbelsäule gelten drei physikalische Gesetze:

Das Kreuzbein ist die Basis für die gesamte Statik im Skelett.

Das Lot, die senkrecht gedachte Linie, bildet die Richtschnur, wonach sich die ganze Wirbelsäule richten muss.

Das statische Gerüst bildet so eine Funktionseinheit.

Eine Verschiebung des Kreuzbeins führt zu einer Verschiebung der Beckenschaufeln mit der Folge: Beckenschiefstand. Die dadurch bedingte Anpassung und Abweichung der Wirbelsäule aus dem Lot (Senkrechten) führt zu einer S-förmigen Seitenverbiegung – der Skoliose. Diese Fehlstatik ist oft ursächlich oder zumindest verstärkend verantwortlich für Symptome oder Schmerzzustände wie Veränderungen an den Füßen (Fersensporn, Überbein), Ischiasnervschmerzen, Rückenschmerzen, Halswirbel-Schulter-Arm-Syndrom, Tennisarm, Zwischenrippenschmerzen und Gelenkblockaden bis hin zu allergischen, psychischen und vegetativen Störungen (Abb.11).

Nach meiner Erfahrung ist bei der Ursache des Beckenschiefstandes und dessen Folgen zu 80 Prozent das Kausystem mitverantwortlich. Dies ist sehr einfach mit dem Meersseman-Test zu diagnostizieren.

Das Skelett muss den Körper gegen die Schwerkraft halten. Optimal und mit geringstem Energieaufwand ist das aber nur möglich, wenn es im Lot steht. In Zeitlupenaufnahmen kann man sehen, dass der Körper regelrecht um diese Achse schwingt. Kommt es nun über die Fehlstellung zu Verkantungen und Verschiebungen in der Wirbelsäule, verkrampfen die Muskeln, um die Gelenke zu versteifen und zu schützen. Es kommt zu erhöhten Abnutzungserscheinungen in den Gelenken und infolge zu Störungen an den Spinalnerven und dem autonomen Nervensystem, was wiederum zu weiteren Störungen führt. Ein Teufelskreis beginnt.

Eine schlecht ausgerichtete oder verschobene Wirbelsäule reflektiert nicht nur Stress auf den Körper, sondern wird auch durch größeren Stress verursacht. Schwerer Stress auf den Körper, sei er emotional, ernährungsbedingt, traumatisch oder vererbt, wird die Wirbelsäule veranlassen, ihre richtige Stellung zu verlassen. Und einmal aus ihrem richtigen Gravitätszentrum herausgerissen, wird die fehlerhafte Wirbelsäule nicht nur lokale Probleme verursachen, sondern auch die gesamte Körperenergie und Gesundheit aufzehren.

Die Wirbelsäule ist eine einzige, synchron funktionierende Einheit. Sie ist ein Kabelkanal für die Nerven (Rückenmark). Jeder Nerv, jeder Muskel, jedes Organ hängt mit ihr zusammen.

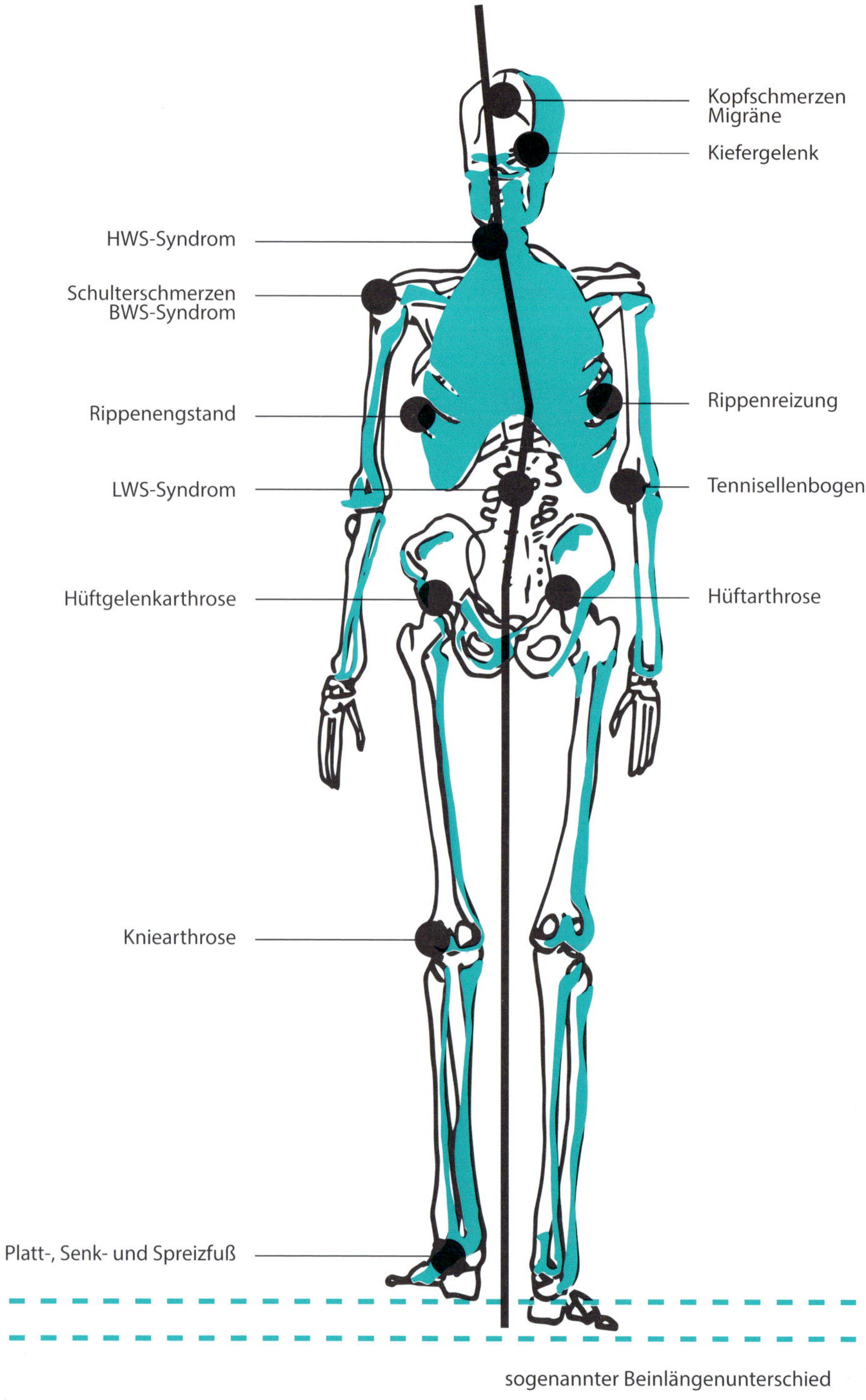

Abb. 11 – Typische Skelettstellung bei einem Beckenschiefstand oder Veränderung in der Kiefergelenkstellung mit den entsprechenden Folgen

Bei der Wirbelsäule ist immer eine axiale Belastung wichtig, denn: »In der Wirbelsäule sitzt das Leben.«

Durch einen Schiefstand des Beckens können Nerven und Blutgefäße gequetscht und nicht mehr in genügendem Maße durchflossen werden. Die Zwischenwirbellöcher sind verengt. Das ist wie das Abklemmen oder Einknicken eines Wasserschlauchs, das Wasser fließt nicht mehr so gut. Durch diese Beeinträchtigung kann alles, was mit den Nerven und der Durchblutung zu tun hat – und das ist praktisch jedes Organ – in Mitleidenschaft gezogen werden.

Das Gesamtsystem des Rückens bildet in Form und Funktion eine statische wie auch dynamische Einheit mit lebenslangen biomechanischen Umbauvorgängen und Anpassungsreaktionen. In keinem Abschnitt unseres Organismus müssen so viele unterschiedliche Strukturen, wie Muskeln, Knorpel, Gelenke, das Rückenmark und das periphere Nervensystem, eine so harmonische Einheit bilden – und in keiner Körperregion ist die Unversehrtheit so gefährdet wie hier.

Fehlstellungen der Wirbelsäule stehen erfahrungsgemäß oft in engem Zusammenhang mit Schmerzen im Kopfbereich. Sie können Migräne und Verspannungen an der gesamten Wirbelsäule auslösen. Durch belastende Mechanismen kommt es sehr schnell zu gereizten lokalen Entzündungsbereichen und zu einer Blockierung der Wirbelgelenke, die ihre notwendige Verschiebbarkeit herabsetzt. Grundsätzlich sind diese Vorgänge die Folge einer Störung des vegetativen Grundsystems, das aus einem Verbund von Blutgefäßen, Bindegewebe, Organ- und vegetativen Nervenfasern besteht. Durch die Ausbreitung der Schmerzimpulse verspannt sich reflektorisch die komplexe Hals- und Nackenmuskulatur und der Schmerz strahlt durch die Kopfhautmuskulatur über den ganzen Schädel aus.

Dieser geschilderte Ablauf kann in allen Abschnitten der Wirbelsäule auftreten. Auch wenn diese kopfschmerzrelevante Schädigung vermehrt im Halswirbelsäulenbereich bekannt ist, lässt sie sich ebenso im Gebiet der Brust- und Lendenwirbelsäule feststellen. Es gibt auch Patienten mit Schmerzen des Bewegungsapparates, die in kein Krankheitsbild einzuordnen sind. Meistens werden diese Beschwerden als psychisch eingestuft, was in den seltensten Fällen stimmt. Die Psyche als Ursache wird oft missbraucht. Eine psychische Ursache oder Mitbeteiligung ist natürlich nie auszuschließen, sollte aber erst nach Abklärung und Ausschaltung aller anderen Faktoren angegangen werden.

Rückenbeschwerden zum Beispiel können vielfältige Ursachen haben, die nicht immer im Bereich der Wirbelsäule zu suchen sind. Lokale und zumeist eng umschriebene Rückenschmerzen bestehen häufig bei Erkrankungen der inneren Organe.

Die Behebung des Beckenschiefstandes beseitigt die Ursache fast aller Krankheiten

Die Kette der Ursachen:

1. Beckenschiefstand führt zu
2. Wirbelsäulen-Skoliose führt zu
3. Zentralnervensystemstörung

Zu 1. Beckenschiefstand zwingt die Hüft-, Knie- und Fußgelenke in selbstzerstörende Positionen.

Zu 2. Die Skoliose wird durch verkrampfte Rückenmuskeln fixiert. Daraus resultieren die unbehandelbaren Rückenschmerzen.

Zu 3. Die deshalb schräg zueinander stehenden Wirbel drücken die Bandscheiben aus ihren Lagern – Bandscheibenvorfall – und drücken die Blutgefäße in den Nervensträngen des zentralen Nervensystems zu. Mangelnde Blutversorgung macht die Nerven unfähig, die Befehle des Gehirns an die Organe und Systeme richtig weiterzuleiten. Daraus entstehen mangelnde Versorgung und Entsorgung der Organe und Systeme. Der Körper wird an den unterschiedlichsten Stellen krank, chronisch krank.

Abb. 12 – Ursachenkette Beckenschiefstand, Skoliose, ZNS-Störung

Hierbei wird der Schmerz des Organs über die zugehörigen Rückenmarksnerven auf den Rücken übertragen. Dabei kommt es zu einer Muskelspannungsänderung in diesem Bereich, was letztendlich zu einer Fehlstellung in der Wirbelsäule führt, die häufig Abweichungen zur gesunden Seite zeigt.

Jede degenerative Veränderung, ob sie nun psychischer oder physischer Ursache ist, wird reflektiert und angezeigt im gesamten Wirbelsäulensystem, so wie ein entsprechender Bluttest die Gesundheit anzeigt. Wenn Sie trotz vielfältiger Untersuchungen wie Röntgenaufnahmen, EKG, EMG, Blut- und Urintests, Kernspin etc. immer noch nicht wissen, was Ihnen fehlt, sollten Sie sich von einem entsprechend ausgebildeten Zahnarzt auf eine Fehlfunktion des Gebiss-Systems untersuchen lassen. Hier handelt es sich fast immer um funktionelle Störungen, die mit diesen Untersuchungen nicht erfasst werden.

Warum können andere Ärzte die Ursache für Ihre Beschwerden oft nicht finden? Weil sie alle nur die Teile (Symptome) des Zustandes sehen und nicht das ganze System. Niemand kann den Grund finden, selbst nach allen apparativen und medizinischen Tests. Es werden immer Tumore, Bandscheibenvorfälle oder Frakturen gesucht, niemand schaut auf die Funktion und ihre auslösenden Faktoren.

Die meisten Ärzte betrachten die Wirbelsäule in Bezug auf lokalisierte, isolierte Probleme, ohne die Tatsache zu berücksichtigen, dass

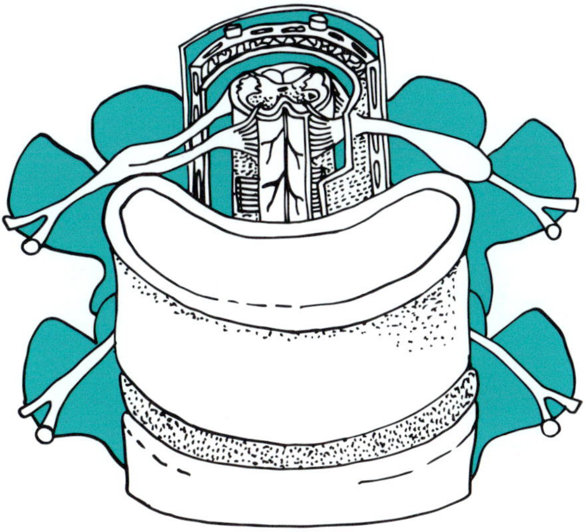

Abb. 13 – Querschnitt durch den Rückenmarkskanal mit dem Austritt von Nerven und Gefäßen durch die Wirbellöcher

alle Fehlstellungen Reaktionen in der ganzen Wirbelsäule hervorrufen. Wenn sie einen Teil der Wirbelsäule untersuchen und behandeln, anstatt die gesamte Wirbelsäule als eine Einheit, dann erreichen sie, wenn überhaupt, sehr wenig. Betrachten Sie die einzelnen Rückenwirbel wie einzelne Regelkreise. Jeder Regelkreistechniker wird Ihnen bestätigen, dass sich z.B. bei einer Versuchsreihe von zehn Regelkreisen durch Veränderung eines einzigen alle anderen der neuen Situation anpassen müssen.

Die chronischen Verläufe von schmerzhaften Reaktionen und Erkrankungen der Wirbelsäule stellen die traditionellen symptomorientierten therapeutischen Maßnahmen vor immer größere Probleme. Der technisch-apparativ ausgerichtete Medizinbetrieb bietet den hilfesuchenden Patienten gerade auch bei der Orthopädie vorwiegend passive, kurzfristig wirksame Schmerztherapien an, die nach mehrmaliger Wiederholung einen resistenten und chronischen Verlauf nehmen.

Bei Wirbelsäulen-Untersuchungen wird meist viel zu wenig auf ein blockiertes Kreuz-Darmbein-Gelenk geachtet. Die dadurch häufig hervorgerufene Beinlängendifferenz, die sehr selten automatisch bedingt ist, führt aufgrund der Gelenkblockade und Muskelverspannung zu einer Verkrümmung der Wirbelsäule. Dies wiederum führt nach Jahren womöglich zu einer Bandscheiben- oder Hüftoperation, die bei einer frühzeitigen Beachtung und Therapie der Beckenfehlstellung hätte vermieden werden können. Unzählige Menschen, die über ständig wechselnde Schmerzen klagen und diese durch alle möglichen Behandlungen nicht loswerden, leiden oft an nichts anderem als an einer solchen Gelenkblockierung.

Die Wirbelkorrektur und Beseitigung von Gelenkblockaden sind jedoch nicht nur für die Wirbelsäule wichtig. Die Steuerung der Organe verläuft über Nervenleitungen vom Gehirn über das Rückenmark. Sind diese Leitungen durch Wirbelfehlstellungen blockiert, so funktioniert die Organsteuerung nicht. Die Beseitigung der Nerveneinengung und des Wirbelsäulenstresses ist der Schlüssel und das wichtigste Resultat (Abb. 13 und Abb. 45).

Meiner Erfahrung nach ist der Zahnarzt bis zu 80 Prozent an diesem Geschehen beteiligt, entweder als Verursacher oder als Therapeut. Wichtig ist also, vor der Behandlung festzustellen, ob es sich um eine absteigende oder aufsteigende Ursachenkette handelt. In über der Hälfte der Fälle liegt die Ursache für die Beschwerden im Kausystem, dann muss die Behandlung dort beginnen. Bei der anderen Hälfte muss ein Manualtherapeut mit der Behandlung anfangen.

Um eine Kiefergelenkproblematik zu beseitigen, müssen die kritischen Balancepunkte im Körper korrigiert werden. Das sind die Kiefergelenke, das Zungenbein, die Schultern, die Hüften, die Füße und natürlich die übergeordneten Kopfknochen. Sind hier Ungleichheiten, können Blockierungen in der Beweglichkeit der Kopfknochen das Kiefergelenkproblem verursachen. Bei einem Ungleichgewicht in einem dieser Punkte ist es für den Körper schwierig, den normalen Energiefluss zu halten.

3.2 Muskelsystem

Rund 35 Prozent des weiblichen und 45 Prozent des männlichen Körpers bestehen aus Muskulatur, welche sich aus über 600 Muskeln zusammensetzt. Das Zusammenziehen der Muskeln, welches via Sehnen auf die Knochen übertragen wird, löst die Bewegung im Gelenk aus. Muskeln sind langfaserige Gewebestränge, die gut durchblutet sind. Wird ein Muskel während längerer Zeit ungewohnt stark beansprucht, so kann sich Milchsäure zwischen den Muskelfasern anhäufen und der Muskel entzündet sich leicht. Wir haben einen schmerzenden Muskelkater.

Jeder Schmerzzustand im Kopf-Hals-Nacken-Schulterbereich kann zu Muskelüberaktivität führen und eine Funktionsstörung auslösen. Die Schmerzen können sich vom Ursachenort in den Kiefer-Gesichtsbereich projizieren. Besonders bei langanhaltenden Beschwerden ist der ursächliche Auslöser nicht mehr zu erkennen, sondern nur noch das Symptom.

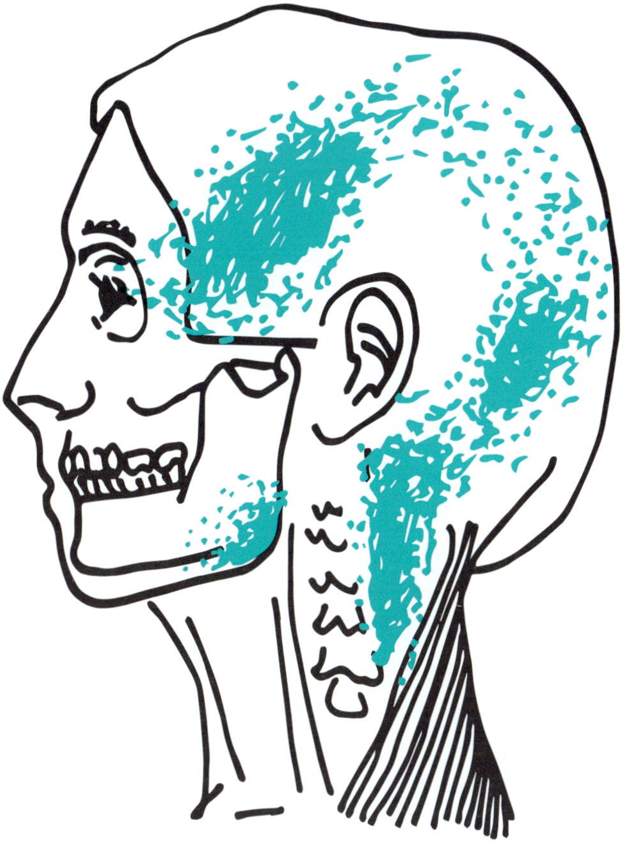

Abb. 14 – Trapeziusmuskel (Seitenansicht) Triggerpunkte können Schmerzen hervorrufen, hauptsächlich am äußeren Kieferwinkel, Nacken und im Mastoidbereich, Schläfen- und Augenbrauenbereich, in der hinteren Augenhöhle (tiefe Schmerzen hinter dem Auge) und dort, wo sich Kopf und Nacken hinten treffen (Hinterhaupt)

Jede langanhaltende Muskelverspannung, die chronisch wird, hat ihre speziellen Projektionszonen, an denen die Schmerzen auftreten. Es bilden sich knotige Verhärtungen und Reizpunkte, kleine druckschmerzhafte Areale in der Muskulatur, die zu einer lokalen Dauerkontraktion führen (sogenannte Triggerpunkte). Die Spannungsveränderung im Muskel verändert auch den Flüssigkeitsfluss. Es kommt zu Wasseransammlungen. Die Dauerkontraktion selbst und die sich daraus entwickelnde lokale Sauerstoffunterversorgung bewirken einen Reiz auf die schmerzleitenden Nerven. Diese Nerven sind wiederum mit Zentren und Nerven verbunden, die nun den Schmerz in andere Bereiche verlagern. Es entsteht das Phänomen des übertragenen Schmerzes, »Referred Pain« im Englischen. (Abb. 14).

Schmerzen an den unteren Backenzähnen können zum Beispiel durch eine Verschiebung von Brustwirbeln verursacht werden, wodurch wieder Trigeminuskerne (der Hauptzahnnerv) gereizt werden.

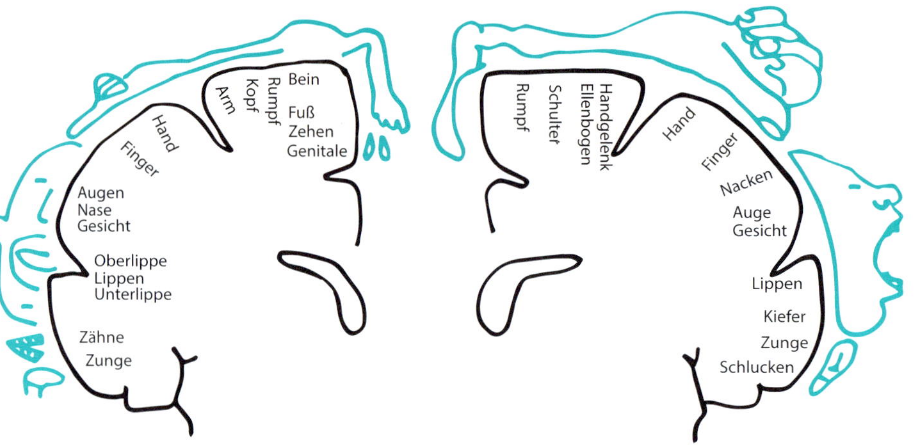

Abb. 15 – Die Projektionsfelder der Großhirnrinde nach Penfield/Rasmussen

In Unkenntnis dieser Tatsache kommt es häufig zu Fehlbehandlungen an den Zähnen, die dann nur kurzfristig Erleichterung bringen.

Die Muskeln schmerzen, weil sie mit abgestandenem venösen Blut gefüllt sind. Sie werden vom Blutstrom abgeschnitten und ohne frisches, sauerstoffreiches, arterielles Blut degenerieren sie in verschiedener Weise; sie werden hart, gummiartig, breiig, holzig oder zäh, individuell verschieden. Dies kann am Muskelansatz, Muskelbauch oder Muskelende beginnen, in der Muskelhülle oder in einzelnen Muskelfasern selbst, die Probleme sind dieselben. Die Muskeln werden vom Lymphfluss abgeschnitten, einer Flüssigkeit, die die Muskeln ölt und verhindert, dass sie zusammenkleben. Die Lymphe trocknet ein, kristallisiert und hinterlässt die Muskeln sozusagen versiegelt und trocken. Wenn einmal das venöse Blut herausgespült ist und Lymphe und frisches, arterielles, sauerstoffreiches Blut wieder hineinfließen können, hört der Schmerz auf. Die Muskeln werden wieder weich und geschmeidig.

Heute fahren wir lieber mit dem Auto, statt zu Fuß zu gehen. Statt Treppen zu steigen, benutzen wir den Fahrstuhl und den größten Teil des Tages verbringen wir sitzend. Die Folge: Die Muskulatur, besonders von Bauch und Rücken, wird geschwächt. Dadurch kann sie ihre Aufgabe, die Wirbelsäule zu stützen und somit die Bandscheiben zu entlasten, nicht ausreichend erfüllen. Das kann langfristig zu Bandscheibenschäden führen. Eine besonders große Belastung ist das Sitzen, denn dabei kann der Druck in den Bandscheiben erheblich höher sein als beim Stehen oder Gehen. Beim vornübergebeugten Sitzen wird die Rückenmuskulatur außerdem ständig gedehnt. Die Folgen sind Verspannungen und Schmerzen.

Bei lang andauernder Fehlhaltung bildet sich ein neues Bewegungsmuster aus. Für das Gehirn (die Schaltzentrale) scheint alles in Ordnung zu sein, obwohl das nicht der Fall ist. Es muss besonders hervorgehoben werden, dass die sensorischen und motorischen Bereiche, die zur Mund- und Gesichtsstruktur gehören, fast die Hälfte des Gehirns besetzen (Abb. 15).

Wenn der Hauptcomputer (Gehirn) mit falschen Informationen verstopft ist, leitet er automatisch stressvolle Impulse zum übrigen Körper, was den Verbrauch eines großen Teils der Energie erfordert, um die ständige Belastung für den Körper und das psychische System auszugleichen. Die Unterbrechung dieser Impulse durch die Korrektur der falschen Unterkieferlage, so dass die richtigen Informationen in das Gehirnprogramm eingespeist werden, bietet Möglichkeiten für die Beseitigung von vielen chronischen und scheinbar nicht untereinander verbundenen Symptomen.

Es kommt auf ein harmonisches Zusammenwirken von Zähnen, Muskulatur und Kiefergelenken an. Die Häufigkeit von Zahnfehlstellungen, Kieferunregelmäßigkeiten und Wirbelsäulenveränderungen sowohl bei Kindern als auch Erwachsenen ist statistisch bedeutsam.

Schon Balters beobachtete und erforschte die Veränderungen in der gesamten Körperhaltung durch die Korrektur von Kieferfehlstellungen. Seine von ihm entwickelte kieferorthopädische Bionator-Therapie ist aus diesem Grund eine ganzheitlich ausgerichtete Therapie, da diese Art der Zahnklammer nicht nur einzelne Zähne bzw. Zahngruppen bewegt, sondern auch auf die Körperhaltung Einfluss nimmt. Mithilfe dieser »sanften« Kieferorthopädie werden körpereigene Kräfte in Form einer Verbesserung des Lymphflusses und der Durchblutung sowie die gesamten Mundraumfunktionen aktiviert.

Im Wirbelsäulenbereich des Menschen nimmt speziell die Halswirbelsäule ohne Zweifel eine besondere Stellung ein, weil sie den Kopf und damit die wichtigsten Sinnesorgane (Sehen, Hören, Riechen, Schmecken) mit ihren Nervenzentren trägt, schützt und bewegt. Die Nackenmuskeln sind maßgeblich an den Kaubewegungen des Unterkiefers beteiligt. Die Bewegungsabläufe sowohl der Nacken- als auch der Kaumuskulatur werden in einem gemeinsamen Zentrum gesteuert und aufeinander abgestimmt und müssen daher als eine Funktionseinheit angesehen werden. Alle Muskelbewegungen des Kiefers müssen, um die Balance des Kopfes zu gewährleisten, von einer gleichzeitigen oder entgegengesetzten Spannungsveränderung der Hals- und Nackenmuskulatur begleitet werden (Abb. 16).

Beispiel: Halten Sie Ihre Finger leicht an die hintere Nackenmuskulatur und schieben Sie den Unterkiefer nach vorne. Sie werden eine Bewegung in den Nackenmuskeln spüren.

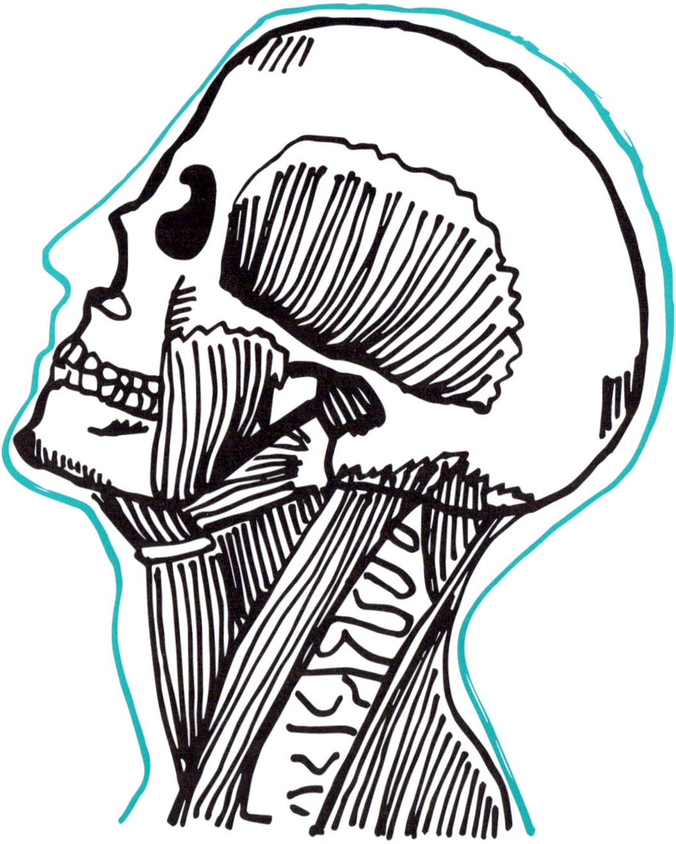

Abb. 16 – Kau-, Hals- und Schultermuskeln, die bei dentalem Stress beteiligt sind

Kiefer- und Kopfbewegungen gehören zu einer eng verbundenen Bewegungskette, deren Glieder sich über den Hals, die Schultern und den ganzen Rumpf hinaus bis hin zu den unteren Extremitäten erstrecken.

Bei einer Kopfbewegung bewegen sich auch die ersten drei Halswirbel, bei einer Halsbewegung auch die ersten vier Brustwirbel mit. Das bedeutet, eine Spannungsveränderung in einem Muskel bewirkt eine Spannungsveränderung in einem anderen oder mehreren Muskeln. Es gibt keine Einzelbewegungen, sondern nur eine Summe einzelner unterschiedlicher Muskelaktivitäten. Dadurch ist das gesamte System des Bewegungs- und Halteapparates mit einbezogen.

Wenn ein Muskel nicht in seiner physiologischen Kontraktions-Ruhelage funktioniert, kommt es also offensichtlich zu Verspannungen und funktionellen Störungen. Das heißt, wenn Gruppen von Kraftmuskeln und die dagegenhaltenden Haltemuskeln in einer unkoordinierten Weise funktionieren, treten krankhafte Veränderungen und Funktionsstörungen auf.

Bei einer Gelenkblockierung verspannt sich quasi als Schutzmechanismus die Muskulatur. Es kommt zu Verquellungen und knotigen Muskelverhärtungen und besonders im Bereich des Beckens und der Wirbelsäule zu einer veränderten Statik. Dadurch sind auch die darüberliegenden Zwischenwirbelgelenke in Gefahr, zu blockieren. Dies geschieht häufig im Zickzack, von einer Seite zur anderen springend, in mehreren Etagen bis hinauf zur Halswirbelsäule. Die Blockierung mit ihren Begleitumständen im Bereich der Bänder und Muskeln verursacht nun Schmerzen.

Der Zusammenbiss der Zähne, über die Funktionseinheit Kau- und Nackenmuskulatur, spielt eine große Rolle – entweder in der Befreiung von Muskelverspannungen oder in ihrer Entstehung und Aufrechterhaltung. Übermäßige Spannung oder verlängerte Muskelkontraktion sind mit zahnärztlichen und auch vielen körperlichen Krankheiten verbunden. Muskeln arbeiten am besten, wenn sie in Harmonie mit ihrer skelettalen Unterstützung sind.

3.3 Faszien

In unserem Körper spielt das Bindegewebe eine ganz besondere Rolle. In dicken Schichten bildet es Sehnen und Bänder. In dünneren Schichten umhüllt und trennt es alle Einzelteile unseres Körpers: Organe, Knochen, Hautschichten, Muskeln und sogar einzelne Muskelfasern. Diese Umhüllungen werden Faszien genannt. Außer der Trennungsfunktion besteht eine weitere Aufgabe der Faszien darin, Form zu verleihen und die Lymphe zwischen den Faszien abzuleiten. Durch die Lymphe als Gleitmittel ist die Gewährleistung einer unabhängigen Bewegung gegeben. Sie hat aber auch die Aufgabe, sowohl Abbauprodukte aus unseren Zellen, als auch wichtige Aufbaustoffe zu transportieren. Jede Muskelbewegung unterstützt dabei den Lymphfluss.

Bildet sich aufgrund von Dauerverspannungen ein Stau der Lymphe, kann es zu einer Verklebung der Faszien in diesem Gebiet kommen, da die Muskeln vom Lymphfluss abgeschnitten werden. Betroffen sind davon Wirbel, Bänder, Muskulatur und die Rückenmarkshülle. Ändert sich deren Zug, wirkt sich das bis in den Schädel hinein aus mit möglichen Folgen für Hirnnerven und die Schädelatmung.

Das Fasziensystem ist ein eigenes Organ, das sowohl absteigend als auch aufsteigend mit Nerven versorgt ist. Von hier kommen ständig Informationen, die zu einer Anpassung des Systems an die Gegebenheiten führt. Über das Fasziensystem lässt sich die Wichtigkeit der dentalen Strukturen nachweisen. Die Kiefer und die Wirbelsäule sind in einem gemeinsamen System durch die verschiedenen, sie umgebenden Faszien verbunden, so dass Stress oder Muskelverspannungen in diesen Gebieten in Form von Verspannungen an anderen Stellen des Körpers widergespiegelt werden. Diese werden wiederum durch die verbundenen Bereiche und ihre entsprechenden Hüllensysteme weitergeleitet.

Dies gilt speziell für das Kausystem und die beiden ersten Halswirbel Atlas und Axis, wo oft Verspannungen und Schmerzen auftreten, da diese beiden Gebiete am freiesten beweglich sind und somit den größten Belastungsmechanismus im System haben. Entsprechende Untersuchungen haben die enge Nachbarschaft dieser Strukturen bewiesen. Spannung und Druck auf einen Teil bewirken eine wechselseitige Anpassung des anderen.

Zum Beispiel konnte ein Kiefergelenkknacken durch eine Korrektur des Steißbeins beseitigt werden, was zu einer Entspannung der Rückenmarkshülle führte. Oder wenn sich etwa der Unterkiefer durch eine Kaufunktionsstörung beim Zusammentreffen der Zähne nach vorne und seitlich rechts oder links verschiebt, kommt es zu einer Stellungsänderung des ersten Halswirbels (Axis). Weiterhin kann sich bei dieser Art des Fehlbisses die Durafaszie, die das Gehirn umgibt, in der Mittellinie verschieben (wir sprechen hier nur von minimalen Verschiebungen).

Wenn diese Verschiebung nun in Richtung der motorischen Gehirnhälfte geht, kommt es zu Gangstörungen. Der Patient spricht dann häufig davon, dass er sich völlig verdreht vorkommt (Korkenziehereffekt). Da diese Verdrehungen mehr aus Spannungen im Fasziensystem bestehen, sind sie zwar erklärbar, aber nicht unbedingt sichtbar, woraufhin das Problem wieder auf die Psyche zurückgeführt wird.

Geht die Verschiebung der Faszien in Richtung sensorischer Gehirnhälfte, so kommt der Patient sozusagen aus seiner Mitte. Es wird unter Umständen für ihn schwierig, Entscheidungen zu treffen. »Heute bin ich nicht gut drauf, ich verschiebe das lieber auf morgen.« Sein ganzes emotionales Umfeld ist stark beeinträchtigt. Nach einer Korrektur des Bisses kommt es zu erstaunlichen Ergebnissen.

Dazu ein Fall, der außer den oben beschriebenen psychischen Störungen die ganze Bandbreite möglicher Beschwerden beinhaltet:

Fall Frau M.

- 1988 schwerer Unfall mit Dornfortsatzabrissen an den Lendenwirbeln (LWS) 2, 4 und 5, Fraktur Schambein rechts, Iliosakralgelenk stark luxiert
- Im gleichen Jahr Zähne extrahiert und Prothesen angefertigt, danach ständig Kopf- und Beckenschmerzen; starke Konzentrationsschwierigkeiten; Arme gehen nur sehr schwer hoch und runter; Skoliose; Arzt empfiehlt Absatzerhöhung um 3 cm; extreme Stimmungsschwankungen
- Ende 2003 vorhandene Prothesen umgearbeitet und den Biss stabilisiert
- Veränderungen nach der Bisskorrektur:
    - besseres Sehen, kurz zuvor gekaufte Brille passt nicht mehr
    - für zwei Tage extremer Speichelfluss, danach normal
    - ein, zwei Tage sehr starkes Abhusten und Nasenlaufen, Gefühl, als hätte sie eine Erkältung
    - starke Schmerzen im ganzen Körper, kann nur auf allen Vieren kriechen, nach einem Tag besser
    - Rückenschmerzen, anders geartet als vorher, nach zwei Tagen besser
    - Psyche wesentlich besser, trotz aller Beschwerden
    - Kopf freier, weniger Schmerzen, fühlt sich tatkräftig, noch leichte Schmerzen im Rücken
    - Becken steht jetzt gerade

3.4 Nervensystem

Das im ganzen Körper verästelte und daher sehr komplizierte Nervensystem kann als Kommandozentrale und Steuerungsorgan für alle Funktionen des Körpers und Geistes bezeichnet werden. Seine Aufgaben umfassen daher einen endlosen Katalog und stehen stets im Zusammenhang mit abhängigen Körperfunktionen.

Durch das Nervensystem kommt über die Sinnesorgane die Verbindung zur Umwelt zustande. Es koordiniert die körperlichen und geistigen Funktionen und zwar auch teilweise unabhängig von unserem Willen. Im Nervensystem (Gehirn und Rückenmark) erfolgt die Speicherung der Fähigkeiten und der Erlebnisse. Wäre eine Speicherung nicht möglich, so müssten wir beispielsweise Autofahren immer wieder neu lernen. Aber auch der Stoffwechsel, die Atmung, das Schlaf- und Wachzentrum sowie zahlreiche Reflexe werden hier kontrolliert.

Das Gehirn ist die wichtigste Schaltstelle im Nervensystem. Jede Zelle des Körpers wird von hier aus gesteuert. Es gleicht in seiner Form einer halben Walnuss, wiegt bei einem Erwachsenen ca. 1.400 Gramm und schwimmt, von einer Flüssigkeit geschützt, in der Schädelkapsel. Das Gehirn ist ein sehr empfindliches Organ. Schläge und Stöße gegen den Kopf können deshalb weitreichende Folgen haben.

Außer der Haut sind alle Sinnesorgane – Augen, Ohren, Nase, Zunge – im Kopf untergebracht. Sie sind mit speziellen Empfängern ausgerüstet, mit denen Informationen aufgenommen und anschließend über die Nerven zum Gehirn geleitet werden, wo sie schließlich verarbeitet werden.

Vom Gehirn aus gehen die Informationen über das Rückenmark zu den einzelnen Organen. Alle Heilungskräfte werden durch das Nervensystem erzeugt und durch Impulse weitergeleitet, die durch die Nerven wandern und jedes Organ füttern. Auch alle Organe erhalten ihre Kraft und ihre Befehle vom Nervensystem. Um gesund zu bleiben, müssen sie einen ununterbrochenen Fluss von Lebensenergie empfangen. Wenn der Fluss unterbrochen ist, werden sie krank.

Wenn Sie sich das vorstellen, wird klar, dass einer der Schlüssel für die Gesundheit das Wiederherstellen des einwandfreien Flusses der Lebensenergie ist.

Was kann diese Lebensenergie blockieren?

Zunächst einmal ein mechanischer Zusammenbruch, wie zum Beispiel ein blockierter oder eingeklemmter Nerv. Dieses Hindernis verhindert einen freien Durchfluss der Heilungskräfte zu dem Organ, welches der Nerv bedient.

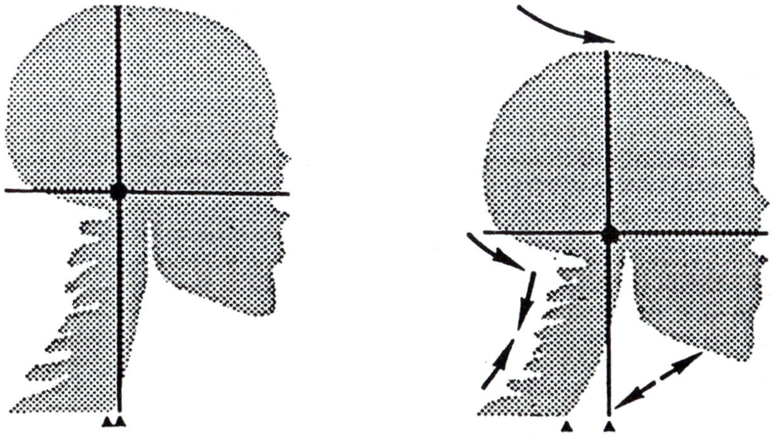

Abb. 17 – Vorverlagerung des Kopfes durch fehlerhaften Zusammenbiss

Speziell hier sehe ich die Aufgabe des Zahnarztes, der sich mit Fehlfunktionen im Kausystem befasst, dafür zu sorgen, dass keine Hindernisse irgendwelcher Art den freien Fluss der Nervenimpulse beeinträchtigen.

Die schon erwähnte Funktionseinheit der Muskeln von Kopf und Nacken erklärt auch bei Vorliegen einer Daueranspannung der Kaumuskulatur mit dadurch beeinflusster Halsregion entsprechende Folgen, die sich daraus für den Gesamtorganismus ergeben. Das gesamte autonome (unbewusste) Nervensystem wird durch schlecht passende Zähne aktiviert. Der wichtigste Kopfnerv ist der Trigeminusnerv, der unter anderem auch die Zähne und die Kiefer versorgt. Über ihn besteht auch eine Beziehung zum autonomen Nervensystem. Aus dem gesamten Organismus eintreffende Impulse werden ebenfalls vom ihm verarbeitet. Dabei gibt es nicht nur das Trigeminuszentrum im Kopf, sondern auch verschiedene Trigeminuskerne im Rückenmark bis herunter zur Brustwirbelsäule. Der Trigeminus beherrscht durch seine Vernetzung mit den anderen Nerven-, Gehirn- und Rückenmarksbereichen das gesamte Reflexgeschehen des Körpers. Das erklärt auch teilweise die Vielfalt von Symptomen, die von einem krankhaften Kausystem ausgehen können.

Die vorderen Beugemuskeln des Halses, an der auch die Kaumuskulatur und das Zungenbein nicht unwesentlich beteiligt sind, haben als Gegenpart die kräftigen Nackenmuskeln. Wenn ein Patient durch einen fehlerhaften Zusammenbiss der Zähne gezwungen ist, den Unterkiefer vorzuschieben, kommt es zu einer Vorverlagerung des Kopfes (Abb. 17).

Um diese Fehlstellung ausgleichen zu können, muss das Becken vorgeschoben werden, was zu einer andauernden Anspannung der Muskulatur führt, damit das Gleichgewicht aufrechterhalten wird. Der Druck auf die Wirbelkörper und Bandscheiben verändert sich und bei jahrelanger Fehlbelastung führt dies zu röntgenologisch sichtbaren Veränderungen an den Wirbelkörpern. Die Dauerfolgen sind Verbiegungen in der Wirbelsäule.

Auch die Tatsache, dass sich der Atlas (1. Halswirbel) auf dem Niveau der Kauebene und in der Nähe des Kiefergelenks befindet, zeigt, wie schnell sich Veränderungen der Halswirbelsäule und des Kausystems gegenseitig negativ oder positiv beeinflussen. Eine Verschiebung des Atlas führt zu einer Verengung des Wirbelkanals und zu einer Beeinträchtigung wichtiger Gefäße.

Aus verschiedenen klinischen Richtungen stammen Hinweise dafür, dass das obere Halsmark Träger ganz spezieller Funktionen ist, die im Rückenmark außerhalb dieser Höhe nicht wiedergefunden werden können. Oberhalb dieses Bereiches befindet sich das verlängerte Mark, in dem sich das Zentrum vegetativer Steuerungen und Umschaltungen befindet (Kreislauf, Atmung). Es ist das Organ des Lebens.

Ein ganz wichtiger Aspekt ist auch die besondere Beschaffenheit der Kopfgelenke, die sehr stark mit motorischen Nervenzellen und Haltungsfühlern versorgt sind. Zusammen mit den Augen- und Gehörnerven erlauben sie die räumliche Orientierung des Kopfes, die für die gesamte Körperhaltung wesentlich ist. Dieser Übergang von Kopf (Hinterhauptbein) und erstem und zweitem Halswirbel (Atlas-Axis) ist aber besonders anfällig bei krankhaften Störungen, denn hier befindet sich nur ein schwacher Bänder- und Muskelhalt. Wenn es in diesem Bereich zu Fehlstellungen und Überbeanspruchungen kommt, können die hier befindlichen lebenswichtigen Nervenzentren und Hirnnervenkerne sowie die hier verlaufenden Carotisarterien und Jugularisvenen stark beeinträchtigt werden.

Um klar zu sehen,
reicht oft ein Wechsel
der Blickrichtung.

A. de Saint-Exupéry

4.
Dentales Stress-Syndrom

Was versteht man unter dentalem Stress?

Der Unterkiefer ist der einzige Knochen des Kopfes, der keine reißverschlussartige Artikulation oder ein dementsprechendes Gelenk hat. Der Unterkiefer artikuliert oder bewegt sich in Bezug auf die anliegenden Knochen, die die Schädelseiten umgeben. Diese einer Kugelpfanne ähnlichen Gelenke erlauben dem Unterkiefer, sich frei in drei Dimensionen zu bewegen, eine scharnierähnliche Auf- und Abbewegung, eine einseitige oder beidseitige Artikulation und eine gleitende Bewegung. Diese Gelenke werden Kiefergelenke genannt.

Die seitlichen Schädelknochen (Temporalknochen) sind mit dem Schädelbasisknochen (Sphenoidknochen) verbunden. Der gesamte Kopf besteht insgesamt aus 26 Knochen, die mit einer Reißverschlussnaht verbunden sind.

Die Nerven, die das Gehirn mit dem Körper verbinden, kommen aus der Schädelbasis und laufen den Wirbelsäulenkanal hinunter. Sie kommen aus Löchern und Kanälen im Sphenoid- und den zwei Temporalknochen, die man Foramina intervertebralia nennt. Zwölf Paar Kopfnerven verlassen den Schädel durch diese Foramina. Einige Kopfnerven führen neurologische Funktionen im Kopf aus. Der optische Nerv geht zu den Augen und der Hörnerv zu den Ohren, andere führen zum Rumpf des Körpers. Der Vagusnerv verlässt das Gehirn zwischen dem Temporal- und Hinterhauptknochen, vertikal absteigend am Schlund vorbei den ganzen Weg bis hinunter zum Dickdarm. Er ist ein motorischer Nerv für die Schlund- und die Luftröhrenmuskeln, die teilweise das Atmen und Schlucken kontrollieren, und versorgt mit seinen verschiedenen Fasern das Herz, den Verdauungstrakt, den Atemtrakt, die Nieren, die Leber, die Milz und die Bauchspeicheldrüse (Abb. 18).

Die Kopfknochen werden nicht nur durch ihre eigene Form und Reißverschlussnaht an ihrem Platz gehalten, sondern auch von Muskelgruppen und Bändern. Der Massetermuskel zum Beispiel verläuft senkrecht an der Seite des Gesichts und schließt den Unterkiefer. Er ist der stärkste Kaumuskel. Der Unterkiefer ist mit dem Sphenoid- und Temporalknochen durch mindestens 16 andere Bänder und Muskeln verbunden. In einer perfekten Kopfstruktur ist der Unterkiefer eingebettet, ausgerichtet

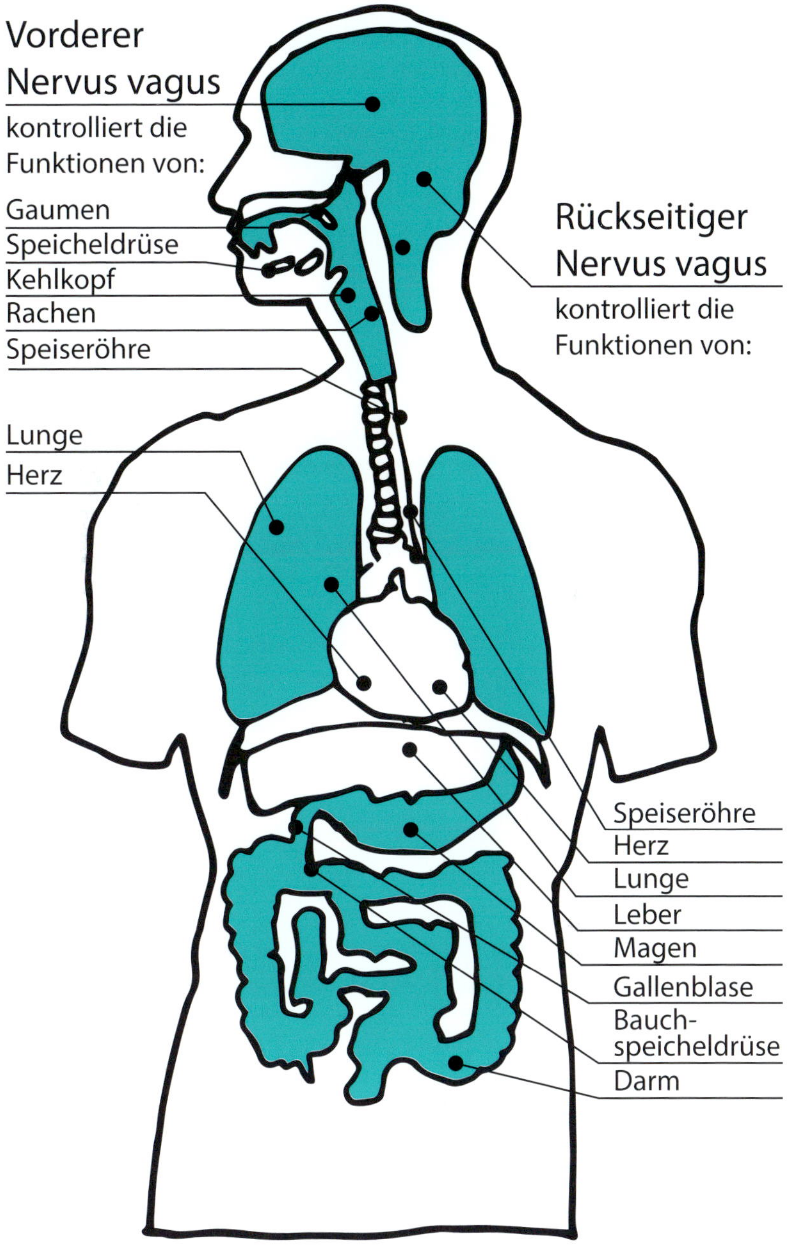

Abb. 18 – Versorgungsbereich Nervus vagus

und balanciert in einer spannungsfreier Konstruktion von Knochen, Muskeln, Bändern und Nerven. Um perfekt zu funktionieren, müssen die Knochen unbeschädigt sein durch Verletzungen oder Fehlernährung, und die Muskeln und Bänder müssen in der richtigen Länge in Beziehung zu den Knochen stehen. Weiterhin müssen die Zähne gesund und funktionell einwandfrei zu ihrer richtigen Höhe durchgebrochen sein und sich in Balance mit den Zähnen im Gegenkiefer befinden. In dieser idealen Situation erlauben die Knochen und Muskeln eine ungehinderte Nervenleitung.

Diese ideale Situation ist heute jedoch leider sehr selten, denn viele Faktoren stören diese Perfektion. Ursächlich für eine den Kopf betreffende Fehlstellung kann ein Geburtstrauma sein, meistens hervorgerufen durch eine Zangengeburt, sowie das Kopf-Hals-Trauma durch Autounfälle, besonders das Schleudertrauma, denn dies kann zu einer feinen Verschiebung der Kopfknochen bei Erwachsenen führen. Weiterhin kann eine schlecht sitzende Prothese oder andere Formen ungenauer Zahnheilkunde die Balance der Kopfstrukturen unterbrechen.

Der allgemeine Grund jedoch, darüber sind sich alle Personen, die mit dentalem Stress arbeiten, einig, ist der generalisierte kombinierte Tribut an den »zivilisierten« Lebensstil. Besonders hervorzuheben sind die Fehler einer ungenügenden Ernährung, die sehr oft schon vor der Geburt über die Mutter beginnt und eine Verzögerung im Wachstum und der Entwicklung der Knochen verursachen kann.

Mangelhafte Ernährung kann dazu führen, dass die Schädelknochen etwas kürzer sind als die Schädelmuskeln. Diese Situation verursacht einen ständigen Spannungszustand. Die Schädelmuskeln müssen sich praktisch immer in einem Kontraktionsstadium befinden, um die fehlende Länge des Kiefers auszugleichen. Diese Muskel- und Bänderspannung verursacht eine Fehlstellung aller Kopfknochen. Da alle Schädelknochen eng verbunden sind, wird die Fehlstellung eines Knochens Druck auf seine »Nachbarn« erzeugen, was wiederum zu einer Fehlstellung der gesamten Struktur nicht nur des Schädels, sondern auch der Wirbelsäulenknochen führt. Früher hat man gedacht, alle Schädelknochen wären fixiert, aber inzwischen wurde nachgewiesen, dass sie sich minimal bewegen und zwar ca. 10- bis 14-mal pro Minute.

Das Resultat einer Fehlstellung und damit Stress in der Schädelstruktur ist Druck auf die Foramina, die kleinen Löcher oder Kanäle in den Temporal- und dem Sphenoidknochen, durch welche die 12 Paare von Gehirnnerven den Schädel verlassen. Durch diese Fehlstellung kann die Nervenleitung gestört oder stark gestört sein, je nach Stärke der Einengung.

Das Kiefergelenk ist mindestens zu 40 bis 50 Prozent bei allen nervlichen Aktivitäten beteiligt, folglich hat die Störung der Kiefergelenkfunktion bedeutende Effekte. Druck auf das Nervensystem auf seinem Weg zu den Verdauungsorganen, Atmung und Kreislauf kann durch diese Einengung besonders schädlich sein. Eine andere Fehlfunktion einer gestörten Schädelstruktur kann eine beeinträchtigte Zirkulation der Gehirn-Rückenmarks-Flüssigkeit sein, die als Blutersatz im Gehirn und im Rückenmarkskanal fungiert, für die Ernährung sorgt und die Abbauprodukte wegtransportiert. Wenn durch Stress und Fehlstellung diese Zirkulation reduziert ist, leiden das Gehirn und die Nervenfunktion.

Extremer dentaler Stress, groß genug, um die Nervenkommunikation zu stören, kann Folgendes verursachen: Herzrhythmusstörungen, Atemprobleme, Schwierigkeiten beim Schlucken, schlechte Verdauung, Wasseransammlungen, Muskelverspannungen im gesamten Körper, verminderte Energie, lokalisierte Probleme im Kopf oder Gesicht und eine Tendenz des autonomen Nervensystems, ungebührlich beherrscht zu sein, entweder vom Sympathikus (Beschleuniger) oder Parasympathikus (Verlangsamer). Jedes dieser Probleme kann eine Kettenreaktion von Krankheiten in Gang setzen – eine schlechte Verdauung zum Beispiel kann bei einer Vielzahl anderer Krankheiten mitwirken.

Es gibt eine Menge oberflächlicher Untersuchungen, die dentalen Stress anzeigen können, obwohl eine vollständige Eigendiagnose von Zahnärzten abgelehnt wird. Die Unfähigkeit, mehr als fünfmal hintereinander leicht zu schlucken, ist ein Anzeichen; das liegt daran, dass der Vagusnerv teilweise die Rachen- und Kehlkopfmuskeln kontrolliert. Schmerzen im Kiefergelenkbereich direkt vor den Ohren können ebenfalls darauf hindeuten. Impressionen im Seitenbereich der Zunge oder der Wangen ist ein anderes Anzeichen sowie auch schlechte Durchblutung in den Extremitäten und chronische Müdigkeit und Steifheit im Nacken und oberen Rücken. Ein herunterhängendes Augenlid oder ein Auge, das stärker im Kopf zurückliegt, sowie ein allgemeiner Mangel an Gesichtssymmetrie deuten auch auf ein Ungleichgewicht im Schädel hin (Abb. 19).

Wenn feststeht, dass ein Patient soweit an dentalem Stress leidet, dass er ernsthafte schädliche Folgen verursacht, gibt es mehrere mögliche Behandlungsrichtungen. Der Patient kann einen Osteopathen (der sich mit den Bewegungseinschränkungen des Skelettsystems befasst) konsultieren, einen Physiotherapeuten (der sich mit gestörten Körperfunktionen befasst) oder einen Craniosakral-Therapeuten (spezielle Form der Osteopathie).

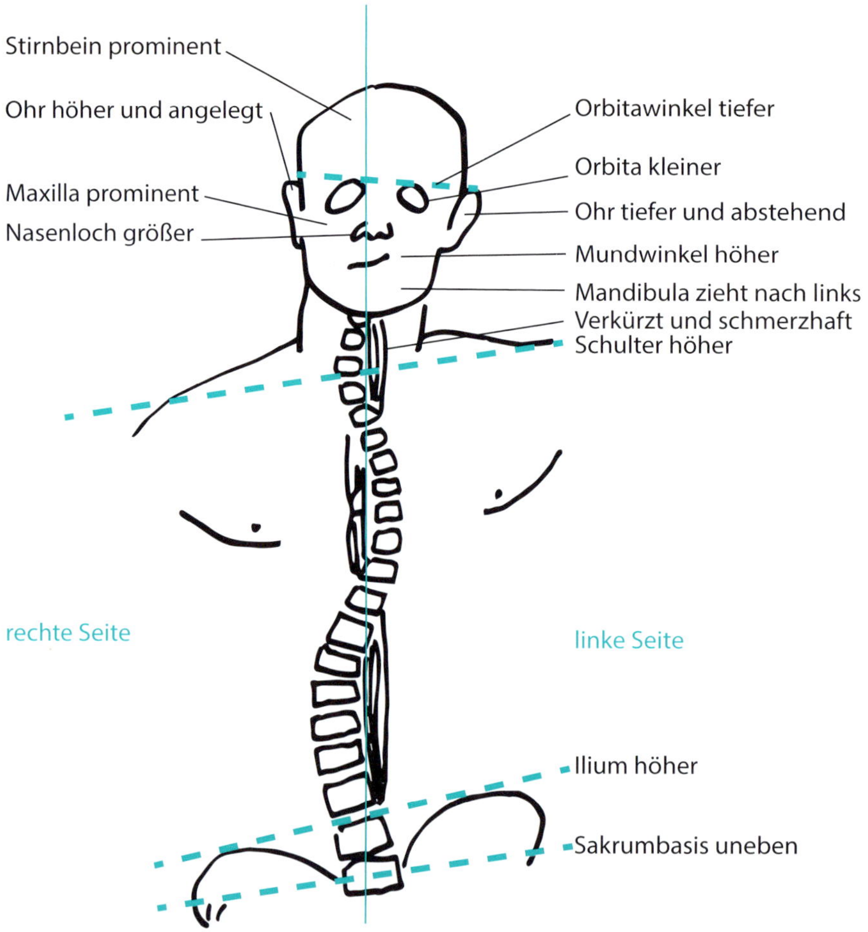

Abb. 19 – Typisches strukturelles Muster bei Kiefergelenk-Syndrom rechts

Alle diese Therapeuten sind spezialisiert auf die Manipulation der Schädelstrukturen, um eine Balance und mechanische Unversehrtheit zu erreichen und so die Beschwerden aufzulösen. Häufig erzielen sie jedoch nur einen vorübergehenden Effekt der Erleichterung, der die Strukturen nicht permanent verändert, daher muss der Unterkiefer in jedem Fall durch eine zahnärztliche Maßnahme stabilisiert werden.

5.
Das stomatognathe System

Das stomatognathe System ist als eine funktionelle Einheit zu betrachten, zu dem folgende Bereiche gehören: die Kiefergelenke, der gesamte neuromuskuläre Bereich – bestehend aus der Kaumuskulatur, der gesamten Kopf- und Gesichtsmuskulatur, der Zunge sowie der Unterzungen-, Hals- und Schultermuskulatur – weiterhin natürlich die Zähne und damit die Okklusion (Zusammenbiss der Zähne), das Gefäß- und Lymphsystem, die Drüsen und die Schleimhäute sowie die Bänder und Sehnen, die den Unterkiefer halten.

Das stomatognathe System ist ein außerordentlich hoch differenziertes, hochsensibles kybernetisches System. Es arbeitet wie alle anderen Organsysteme nach den Prinzipien eines Regelkreises. Unser Kauapparat verfügt über verschiedene Messfühler, die sich im Bereich der die Zähne umgebenden Wurzelhaut, in der Muskulatur, in den Sehnen und Kiefergelenken befinden. Selbst kleinste, im Hundertstel-Millimeter-Bereich befindliche Fehlkontakte, führen zu Reaktionen im System. So ein geringer Fehlkontakt kann zum Beispiel dazu führen, dass immer wieder derselbe Wirbel »herausspringt«.

Machen Sie selbst eine Probe: Nehmen Sie ein Haar, das zwischen einem achtzigstel und hundertstel Millimeter dick ist, zwischen Ihre Zähne: und Sie spüren diese feine Störung. Oder denken Sie nur daran, wie eine Fleischfaser zwischen den Zähnen nerven kann.

Auch die Psyche spielt hier stark mit hinein. Denken wir an den ersten Kontakt des Babys mit der Mutter über das Saugen der Brust und sein etwas späteres Erfassen von Gegenständen mit dem Mund. Noch später kann dann das Abarbeiten von psychischen Problemen durch Knirschen und Pressen mit den Zähnen hinzukommen. Die gesamte Funktion des Kauorgans ist für den Menschen maßgebend, sie beschränkt sich nicht nur auf das Kauen an sich. Es ist ein bewegtes und sich bewegendes System. Hier findet die Kauarbeit statt, aber auch die gesamte Sprache und Lautbildung, die Mimik, der Ausdruck – auch von der Psyche. Die gesamte Persönlichkeit wird hier repräsentiert. Denken Sie nur an das Lächeln, das Lachen, an die Freude oder an die Traurigkeit, den Zorn und die Aggression bis hin zum Zähnefletschen. Es ist unerhört viel in diesem Gebiet vereinigt.

Hinzu kommt, dass dieses Kauorgan unmittelbar in die Kopfhaltung einbezogen ist. Der schwere Kopf balanciert auf relativ schmalen Gelenk-

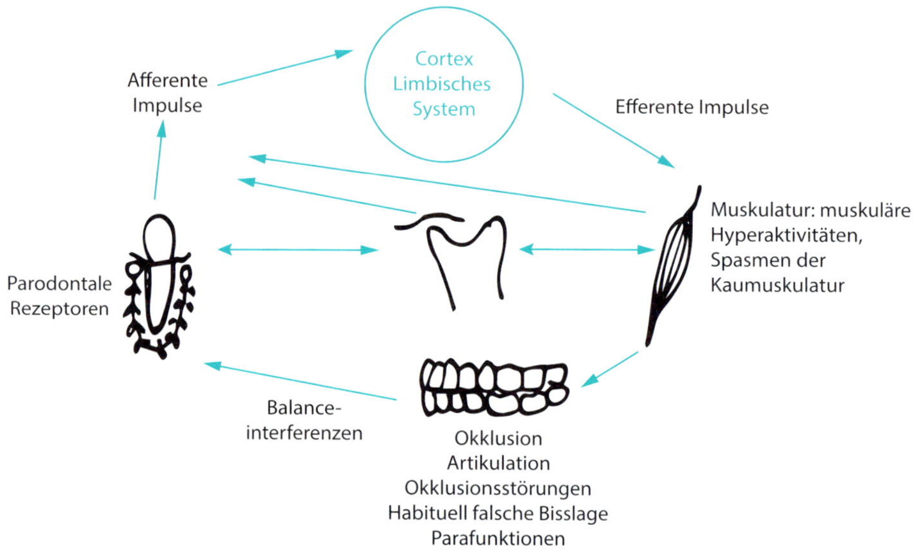

Abb. 20 – Summationseffekte von Schmerzafferenzen aus dem Zahn-Mund-Kiefer-Bereich nach Gross/Frey: Kopfschmerz

flächen. Die Kopfhaltung und das Kauorgan sind auf das Engste verbunden und bilden eine funktionelle Einheit. Wenn ein Mensch psychisch belastet ist, benutzt er zunächst das Kauorgan als mögliches Ventil. In Untersuchungen wurde festgestellt, dass die Patienten bei jeder Stress-Situation zunächst die Kaumuskeln aktivieren, danach die obere Halsmuskulatur, die untere Halsmuskulatur und dann erst fortschreitend im Sinne einer Kettenreaktion die Rumpfmuskeln. Die Fülle von Reflexmechanismen in der Mundhöhle, wie an keiner anderen Stelle im Körper, erklärt die Beeinflussung des Gebisses im Sinne eines Dauerstresses bei Vorhandensein einer fehlerhaften Okklusion (Zusammenbiss der Zähne). Abb. 15 (auf Seite 38) zeigt, dass fast die Hälfte des Gehirns dem Mund-Gesichtsbereich zugeordnet ist.

Was bedeutet eine fehlerhafte Okklusion?

In der Funktion der Zahnkontakte aktivieren wir bei jeder kleinsten Druckausübung die Rezeptoren (die Fühler) des Zahnhalteapparates, die zum Gehirn führende sensorische Impulse weiterleiten, um anschließend Reaktionen in verschiedenen Teilen des Gehirns auszulösen, zum Beispiel im Limbischen System, dem Zentrum für Emotionen und Aggressionen (Abb. 20). Hier werden Affekte registriert, koordiniert und integriert. Die Resultate sind in den wegführenden Impulsen zu den verschiedensten Muskelgruppen zu sehen, die nun ebenfalls zusammenarbeiten, besonders die Zungen-Lippen-Wangen-Muskulatur, aber auch die Haltemuskeln des Kopfes sowie die Schulter-Arm-Muskeln. Von diesem Funktionskreis ist auch das Kiefergelenk betroffen. Es wird eine Vielfalt von Symptomen ausgelöst, die man nicht beachtet oder versteht, wenn man diese Tatsache außer Acht lässt.

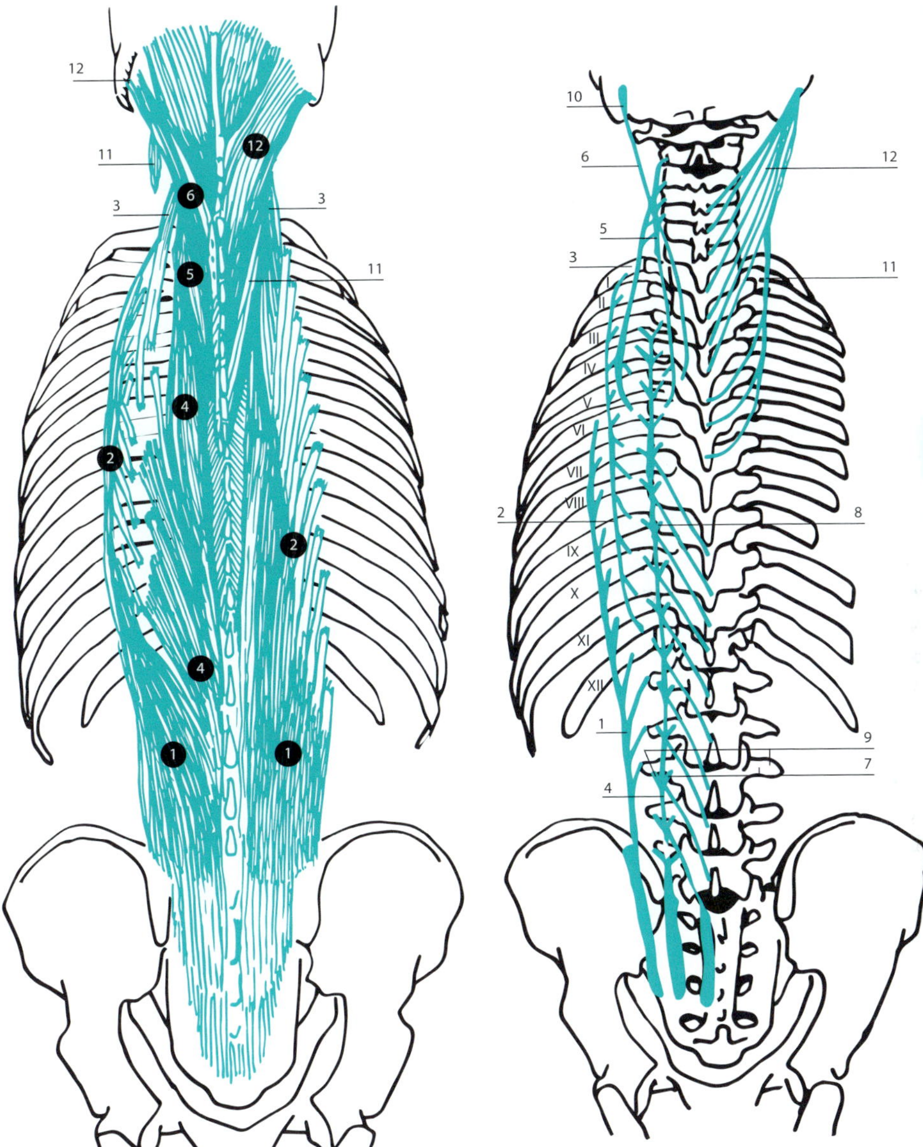

Abb. 21 – Der Verlauf der Muskelketten zeigt, dass bei Verspannungen der Halsmuskulatur auch ein Zug auf das Kreuzbein erfolgt oder umgekehrt

Alle Bewegungen der Kiefermuskulatur ändern den Tonus der Haltemuskulatur des Kopfes, alle Kopfbewegungen beeinflussen wiederum den Tonus der Rückenmuskulatur, auch im unteren Bereich – und umgekehrt (Abb. 21).

Das Optimum an Koordination innerhalb einer Funktionseinheit, wie zum Beispiel der Muskelbewegung, ergibt sich nicht allein aus dem harmonischen Zusammenspiel der einzelnen Bestandteile eines Funktionssystems, sondern aller Funktionskreise. Eine ursachenbezogene und erfolgreiche Therapie muss deshalb ganzheitlich ansetzen. Die funktionellen Kontaktbeziehungen der gesamten Kauflächen müssen bei einer gut funktionierenden Okklusion störungsfrei in ein individuelles Bewegungsmuster des Unterkiefers eingeordnet sein. Daher sind die optimale Form und Funktion der Zahnreihen von ausschlaggebender Bedeutung für die Gesunderhaltung und die ausgewogene Arbeitsweise aller anderen Einzelteile des Kauorgans. Schon kleinste Veränderungen im Anpassungsmechanismus des Organismus können einen gestörten Zusammenbiss der Zähne krankhaft und damit zerstörerisch werden lassen. Auch fehlerhafte zahnärztliche Arbeiten können zu Veränderungen der Reaktionslage führen. Die zahnärztlichen Maßnahmen greifen in den komplizierten Steuermechanismus des Kauorgans ein und können seine Funktion positiv oder negativ beeinflussen.

Aufgrund der Regelkreisfunktion des Kauorgans können Fehlfunktionen an allen seinen Einzelkomponenten vorkommen. Erst wenn an einem oder mehreren Elementen der Funktionseinheit Kauorgan die individuelle Toleranz überschritten wird, stellen sich entsprechende Schädigungen ein. Diese können sein: Abrieb der Zähne, Schäden am Zahnhalteapparat und an den Knochen, Knirschen und Pressen, Verspannungen und Schmerzen in der Kaumuskulatur mit der Folge Kopfschmerz und Veränderungen und Zerstörung der Kiefergelenke. Störungen in der Okklusion, die durch eine falsche Lage des Unterkiefers zum Oberkiefer oder durch vorzeitige und fehlerhafte Kontakte der Zähne zustande kommen, die zu einer Verschiebung des Unterkiefers führen, können in Verbindung mit psychischem Stress zu einer krankhaften Veränderung führen (Abb. 22). Je geringer die Störung, die von ca. einem zehntel bis einem hundertstel Millimeter reicht, umso größer ist manchmal die Auswirkung. Die Störung verursacht ein erhebliches Ungleichgewicht des Nerven-Muskel-Mechanismus und beeinflusst dadurch den gesamten menschlichen Körper.

Okklusionsstörungen können eine fehlerhafte Muskelaktivität im stomatognathen System auslösen. Diese Form der Muskelaktivität kann wiederum der Grund für unnötige Aktivitäten in der Bewegung des Kausystems sein. Es handelt sich dabei um Knirschen und Pressen zu nicht funktionellen Zwecken. Dabei treten Kräfte von mehr oder weniger als 150 Kilogramm auf.

Das geschieht häufig im Schlaf, ohne dass der Patient es bemerkt. Nur der morgendliche Brummschädel zeigt an, dass er über Nacht gearbeitet hat, anstatt sich zu erholen. Diese ständige, unnötige Aktivität bewirkt ein anhaltendes Zusammenziehen der Muskeln über längere Zeiträume hinweg, wodurch die lokale Blutzirkulation und der Nährstoffaustausch durch die Zellwand gestört werden. Hierdurch steigt der Kohlendioxidspiegel und der Anteil an Zellstoffwechselabbauprodukten im Muskelgewebe und es treten Ermüdungs- und Schmerzzustände sowie Verspannungen auf. Dies beeinträchtigt den gesunden Schlafrhythmus und führt zu Veränderungen im vegetativen Nervensystem und zu psychischen Belastungen.

Wie wirkt sich eine fehlerhafte Okklusion aus?

Der automatisch funktionierende Regelkreis wird irritiert. Über die Rezeptoren (Fühler) kommt es zu einer ständigen Reizung der Empfängerstation, wodurch sich die Muskelspannung erhöht, und zwar mit dem Versuch, die instabile Position wieder ins Gleichgewicht zu bringen. Dieser Druck auf den Frühkontakt oder vorzeitigen Kontaktzahn wird wiederum durch die Rezeptoren dem Gehirn gemeldet, und der Druck erhöht sich weiter.

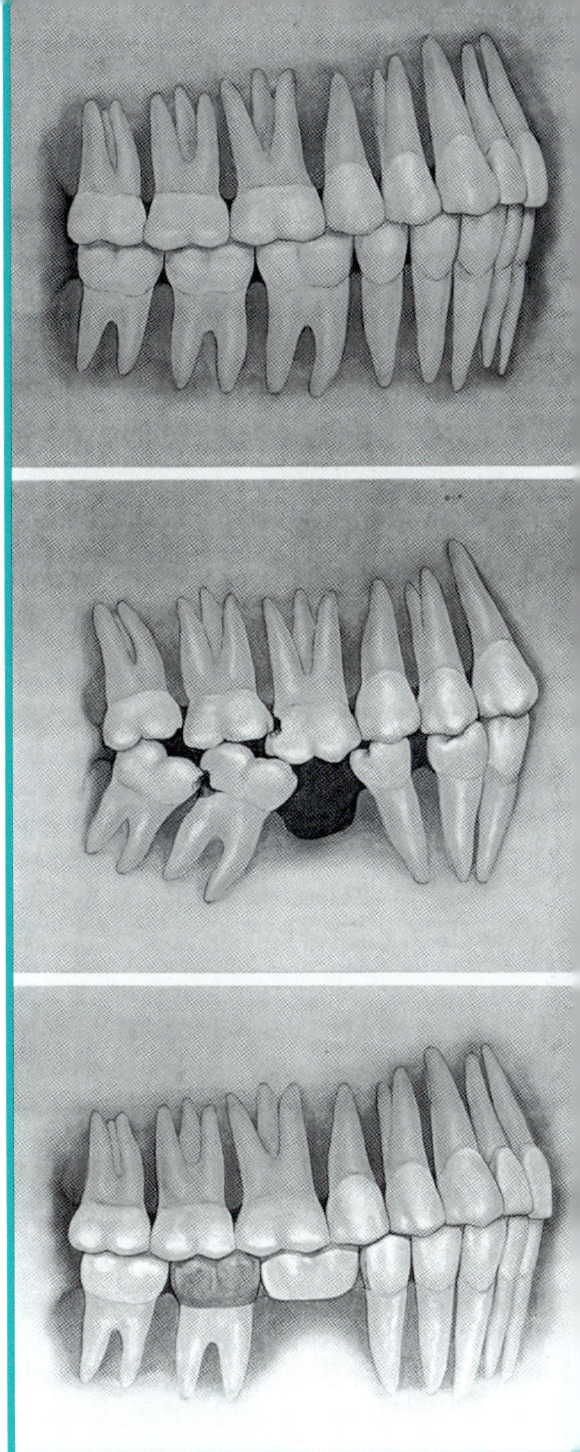

Abb. 22 – Nach der Extraktion eines oder mehrerer Zähne geht die Stabilität des gesamten Systems verloren. Es kommt zu Verschiebungen in der Wirbelsäule. Die Basis für einen möglichen dentalen Stress ist gelegt.

Frühkontakt bedeutet: vorzeitiger Kontakt zwischen zwei Zähnen, bevor sich die anderen Zähne berühren. So entsteht ein Teufelskreis, der sehr schnell zu einer Dauerspannung der Kaumuskulatur führt. Das kann nun die normale Öffnungs- und Schließbewegung des Unterkiefers beeinträchtigen. Auch die Kiefergelenke werden davon betroffen. Der Unterkiefer ist direkt mit den Gelenken verbunden, so dass ein Frühkontakt unweigerlich zu einer Fehlstellung eines oder beider Kiefergelenke führt. Als Folge können Reibe- und Knackgeräusche auftreten. Wenn man auf einem Frühkontakt immer hin- und her knirscht, müssen die Muskeln empfindlich werden.

Im stomatognathen System sind die Kaumuskulatur, die Zähne, die Sehnen und ihr Zahnhalteapparat sowie das Kiefergelenk zu einer harmonischen Funktionseinheit zusammengefasst. Die Verknüpfung dieser Elemente erfolgt über einen Regelkreis, der dafür sorgt, dass die Bewegungen automatisch und unbewusst ablaufen. Lokale und zentrale falsche Verknüpfungen der Regelkreise und Nerven untereinander sind die Grundlage dafür, dass die Patienten unspezifische Beschwerden im ganzen Körper haben können und zunächst nicht einen Zahn, eine Krone, Füllung oder Brücke als Ursache und Ort ihrer Beschwerden erkennen.

Die Zahl der Patienten mit Funktionsstörungen im Kausystem, meist verbunden mit ganzkörperlichen Haltungsschäden, hat in den vergangenen Jahren enorm zugenommen. Funktionsstörungen im Kausystem sind fast immer mit einer Reduzierung der Bisskraft und mit muskulären Überaktivitäten verbunden. Die Ursachen hierfür sind zwar vielfältiger Art, doch spielen eine falsche Ernährungsweise, ein andauernder Bewegungsmangel und stressbedingte Verspannungen sicher eine besondere Rolle. So werden beispielsweise bei Stress, Angst- und Aggressionszuständen Impulse mit hoher Frequenz aus dem limbischen System zu den Muskeln gesandt. Die Kaumuskulatur reagiert als erste. Eine weitere Rückwirkung auf die Psyche bewirkt eine Verstärkung der psychischen Spannungszustände. Ein Teufelskreis entsteht. Die ersten Fehlkontakte an den Zähnen stellen dabei die auslösenden Faktoren (Triggerfaktoren) dar. Rein psychisch bedingte Muskelüberaktivitäten und dadurch bedingte Verspannungen, die glücklicherweise nicht so häufig sind, müssen durch einen Psychologen behandelt werden.

Der Kaumuskelkomplex erstreckt sich bis in die Nackenregion und beeinflusst die Stellung der ersten beiden Halswirbel (Atlas und Axis). Die Muskeln des Körpers arbeiten wie ein kompliziert verwobenes Netz und wenn sich zum Beispiel ein Muskel des Beines verändert, reagieren die Nackenmuskeln oder umgekehrt. Geht der Kaumuskelspannungszustand in eine Daueranspannung über, wird über die Halsmuskulatur die gesamte Wirbelsäulenmuskulatur beeinflusst. Dadurch kommt es zu umkehrbaren Funktionsstörungen am Haltungs- und Bewegungsapparat. Diese Störungen erscheinen oft als Fehlfunktionen und Blockierungen einzelner Wirbelkörper. Häufig ist eine starke Gefügestörung der Wirbelsäule zu beobachten. Es kommt zu mechanischen Störungen im Skelettbereich, wobei diese Verlagerungen der Wirbelsäule und angegliederter Funktionseinheiten Krankheitsbilder aus verschiedenen Bereichen ergeben können (Abb. 23). Wer bedenkt, dass das Nervensystem bereits von den geringsten Störungen im Bereich der Wirbelsäule beeinflusst wird, der wird rasch die Wichtigkeit einer Inspektion in diesem Bereich im Rahmen einer umfassenden und ganzheitlich orientierten Behandlung erkennen.

Gelingt es nun in diesen Fällen, die übermäßige Muskelverspannung zu lösen, indem man die Okklusion korrigiert und das Kiefergelenk entlastet, so erreicht man eine Harmonisierung im stomatognathen System in Richtung Norm und damit eine ausgeglichene Muskelspannung. Die Beschwerden verschwinden. Je mehr Einzelfaktoren des Krankheitsbildes beseitigt werden, umso größer ist der Erfolg. Das heißt, nur bei einer ganzheitlichen Betrachtungsweise ist die Chance gegeben, diesen Erfolg zu erzielen.

Mögliche innere Probleme bei fehlstehenden Wirbeln

Kronen-Chakra, fehlende „Übersicht“, Probleme mit dem Schöpfer, will alles mit dem Kopf erfassen (Atlas)

Stirn-Chakra, fehlende „Weitsicht“, will nicht hinsehen oder überfordert den Sehsinn (Axis)

Will nicht zuhören, keinen festen Standpunkt, schwankend, verliert den Halt, Schuldgefühle (3. und 4. Halswirbel)

Hals-Chakra, kann nicht gut reden, kann sich nicht durchbeißen, Kloß im Hals (5. und 6. Halswirbel)

Lässt sich demütigen, fühlt sich unterdrückt, leidet still, wehrt sich nicht (Prominent: 7. Halswirbel)

Überlastet sich gerne, Schultern tragen viel, macht alles selbst, kein Vertrauen (1. Brustwirbel)

Herz-Chakra, kann nicht liebevoll sein, verschließt sein Herz, hartherzig, freudlos (2. Brustwirbel)

Will nichts für sich, stellt sich zurück, will nicht durchatmen, keine eigene Meinung (3. Brustwirbel)

Innere Wut, lässt nichts raus, zielstrebig, verbittert, hart zu sich selbst (4. Brustwirbel)

Sorge um andere, Probleme mit dem „inneren Kind“, vernachlässigt eigene vitale Interessen, immer traurig, weint viel (5. Brustwirbel)

„Schluckt“ viel, lässt nichts raus, inneres Aufbäumen, verliert sich in Süchte: Essen und Trinken (6. und 7. Brustwirbel)

Energie-Chakra, macht sich Sorgen, starr, lässt den Fluss des Lebens nicht zu (8. Brustwirbel)

Unterdrückt die eigene Aggressivität, macht Vorwürfe, wird allergisch (9. Brustwirbel)

Partnerschaftsprobleme mit Eltern, Ehepartnern, Kindern, Kollegen, Nachbarn, Mitmenschen ... (10. Brustwirbel)

Kontaktprobleme, Unsicherheit, sieht immer die eigenen Schwächen, ängstlich, Beziehungsängste (11. Brustwirbel)

Neuanfang fällt schwer. Ängstlich,
Loslassen-Probleme vom Vergangenen wie z.B. Eltern,
Ehepartner, Menschen, Tiere, Wohnort,
Besitz, Arbeit, Beruf
(12. Brustwirbel und 1. Lendenwirbel)

Verkrampft sich schnell, Panikgefühle
(2. Lendenwirbel)

Sexual-Chakra, Sexualprobleme,
Trägheit im „Verdauen“,
fehlende Geborgenheit, Schuldgefühle
(3., 4. und 5. Lendenwirbel)

Wie trage ich die „Last des Lebens“?
Problem: Beindifferenz, Beckenschiefstand,
sitzt schlecht, zuviel im Auto, Beine „überschlagen“
(Kreuzbein)

Basis-Chakra-Probleme,
wenig Verbindung zur „Mutter Erde“
(Steißbein)

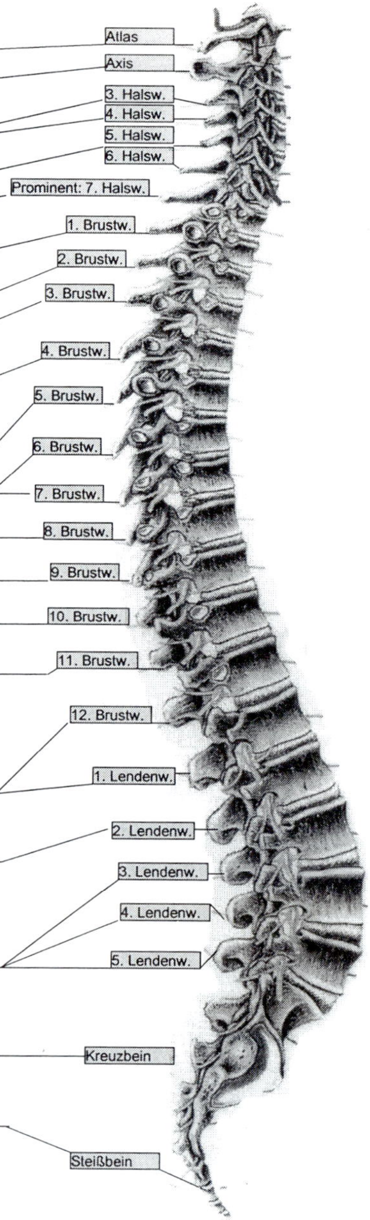

Abb. 23a – Die sanfte Wirbeltherapie nach Dorn

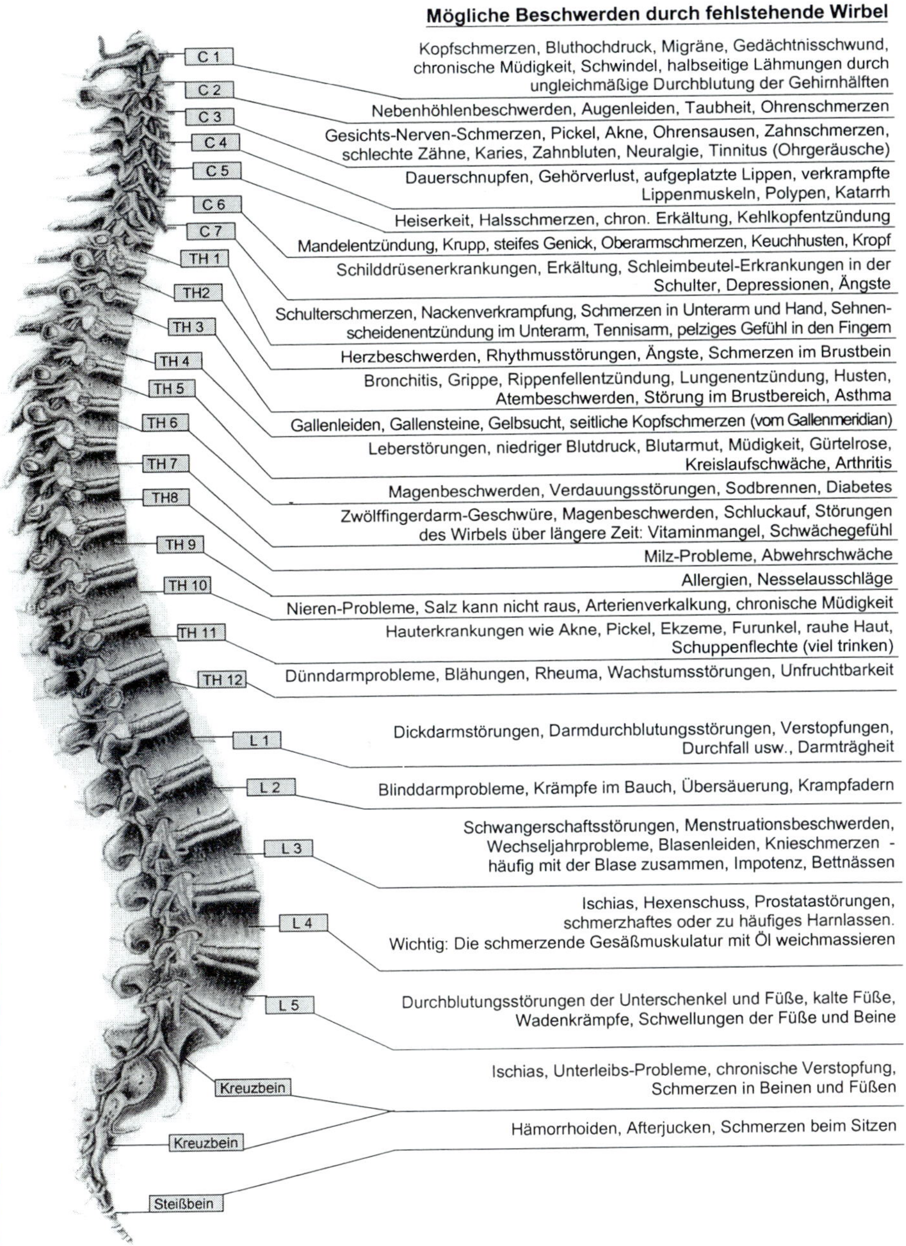

Abb. 23b – Die sanfte Wirbeltherapie nach Dorn

6. Fehlfunktion des Unterkiefer-Kopf-Wirbelsäule-Systems

Ein ganzheitliches Problem

Für diese Fehlfunktion gibt es eine Menge verschiedener Bezeichnungen, je nachdem, welches Syndrom beschrieben wird: Kiefergelenk-Dysfunktions-Syndrom, Myoarthropathie des Kauorgans, Faziale Arthromyalgie, Myofaziales schmerzhaftes Dysfunktions-Syndrom, Craniomandibuläres Dysfunktions-Syndrom, Arthropathia deformans der Kiefergelenke.

Die verschiedenen Namen zeigen schon, dass es sich hier um ein komplexes Geschehen handelt. Die Patienten leiden an einer Vielzahl von Symptomen, die mit einer Funktionsstörung einhergehen können, wie Zahn-, Kopf-, Gesichts-, Nacken-, Schulter- und Rückenschmerzen, Ohrenschmerzen, Tinnitus, Schwindel, Zungenbrennen, Beschwerden im Rachen, Kloßgefühl im Hals, Krampfadern, Bluthochdruck, Übelkeit und viele andere chronische Gesundheitsprobleme, die durch eine wenig bekannte Kieferfehlstellung verursacht werden.

Wenn der Stress reduziert wird, der die Kieferfehlfunktion verursacht, verschwinden die Symptome bei 70 bis 80 Prozent aller Fälle – manchmal sogar über Nacht. Für jemanden, der sich nicht mit diesem Problem befasst hat, klingt es unglaublich, dass so etwas Simples wie eine scheinbar kleine Fehlfunktion bei zahllosen Patienten mit so vielen medizinischen Problemen verbunden ist. Die einzelnen Patienten mit diesen funktionellen Störungen haben meist eine lange Leidensgeschichte hinter sich. Sie haben inzwischen resigniert und sich fast damit abgefunden, denn es hieß immer nur: »Damit müssen Sie leben«, »Da kann man nichts machen«, »Das ist nur in Ihrem Kopf«. Ursächlich ist jedoch fast immer eine gestörte Funktion des Kaumechanismus, durch die dentaler Stress entsteht.

Die Anzahl der Patienten mit diesen Problemen steigt stetig, da wir heutzutage in einer Stress- und Angstgesellschaft leben. Diesem Anstieg der Problematik steht ein mangelndes Wissen und manchmal auch Wollen der Ärzte und Zahnmediziner gegenüber. Aber auch unser Krankenversicherungssystem behindert hier eher, als dass es nützt. Es gibt inzwischen eine ganze Menge Literatur zu diesem Thema, allerdings häufig begrenzt auf bestimmte Probleme, wie zum Beispiel auf Kopfschmerzen und im zahnärztlichen Bereich auf Kiefergelenkstörungen.

Darüber hinaus erscheinen entsprechende Artikel in Spezialzeitschriften, die nicht von allen Medizinern gelesen werden. Zum Beispiel wird in der Zeitschrift Cephalalgia auf über 60 Seiten ein Führer für die Klassifikation und Diagnostik von Kopfschmerzen vorgestellt, herausgegeben von der WHO (Weltgesundheitsorganisation). Die Hauptursache für Kopfschmerzen, nämlich dentaler Stress, kommt darin praktisch nur als Nebensatz vor.

Das zeigt, dass das Problem nicht bekannt ist und deshalb nicht diagnostiziert wird. Wenn Sie zu einem nicht ganzheitlich tätigen Zahnarzt gehen und ihm erzählen, dass Sie an Kopfschmerzen, chronischer Müdigkeit, Schwindel usw. leiden – was wird er tun? Er schickt Sie natürlich zum Arzt.

Auf der anderen Seite denken sich Ärzte, wenn sie etwas von dentalem Stress gehört haben, dass es sich um ein Kieferproblem handelt, welches von einem Zahnarzt behandelt werden sollte. Der Patient geht dabei unglücklicherweise oft unter.

Leiden Sie unter dentalem Stress, ist der gesamte Organismus davon betroffen. Der Bereich Ihres Körpers, der die Symptome entwickelt, ist der Teil, der am verletzlichsten ist gegen die andauernde Stressbelastung. Das zentrale Problem ist die Tatsache, dass er Ihr ständiger Begleiter ist. Tag und Nacht, ob Sie ruhen oder arbeiten, in den meisten Fällen besteht er ohne Unterbrechung. Das System hat niemals Zeit, sich zu erholen.

Darüber hinaus wirkt sich dentaler Stress auch auf das Nervensystem aus. Wenn eine Spannung in den Kiefern besteht, dann beeinflusst das die Funktion des Gelenks, das den Unterkiefer mit dem Schädel verbindet. Dieses Gelenk oder diese Gelenke (es sind ja zwei) sind eines der Hauptzentren des Nervensystems. Sie sind ein neurovegetatives Steuerungszentrum. Das Kiefergelenk hat sein eigenes Nervenbündel, viel größer als jedes andere Gelenk. Zusätzlich ist das Kiefergelenk im Allgemeinen viel reichlicher mit Nervenendungen versorgt als alle anderen Teile des Körpers. Es hat seinen eigenen Hauptstrang zum Gehirn. Jeder Zahn und das ihn umgebende Gewebe ist ebenfalls durch eine große Anzahl von Nerven direkt mit dem Gehirn verbunden. Jeder Patient mit Zahnschmerzen kann das bestätigen. Weiterhin haben ca. 40 bis 50 Prozent aller aus den Randbereichen ankommenden Nervenimpulse zum Gehirn eine Beziehung zum Kiefergelenk.

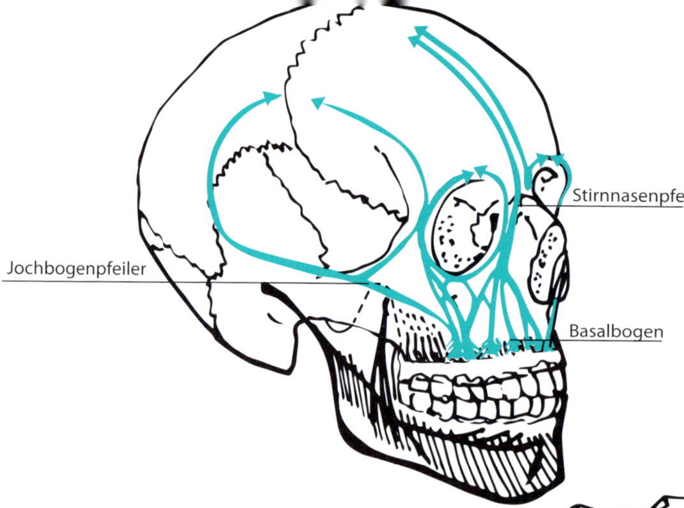

Rahmenkonstruktion des Schädels

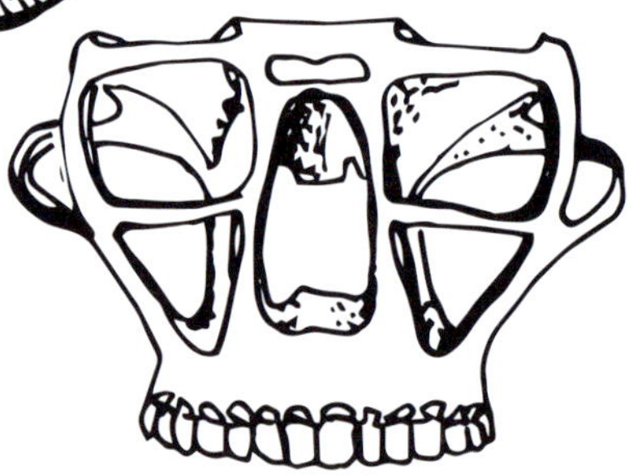

Rahmenkonstruktion Oberkiefer (nach J. P. Deffer 1980)

Abb. 24 – Der sich im Gleichgewicht befindende Verlauf der Spannungslinien im Ober- und Unterkiefer ist bei Vorliegen von dentalem Stress massiv gestört

Wenn Sie unter dentalem Stress leiden, passieren zwei Dinge:

- **Erstens:** Die Nerven in Ihren Kiefergelenken, Kiefern und Zähnen senden eine Unzahl von Dis-Stress-Informationen ans Gehirn. Das blockiert die Nervenwege zum Gehirn. Das Schaltpult ist sozusagen blockiert und Informationen von anderen Teilen des Körpers haben Mühe durchzukommen.
- **Zweitens:** Die Verspannung der Kiefermuskeln verursacht Druck auf Nerven von anderen Teilen des Körpers, die durch den Kiefergelenkbereich ziehen. Dies führt nun zu Störungen mit allen Impulsen zum und vom Gehirn, zu einer Zeit, da das Gehirn schon vollgestopft ist mit Stress-Signalen aus dem Kiefergebiet. Weiterhin irritiert dieser Druck auch die Nerven selbst. Jetzt können Sie vielleicht verstehen, warum dentaler Stress oft zu allgemeiner Verspannung, Nervosität, Müdigkeit, Kopfschmerzen, mentalen Problemen usw. führt (Abb. 24).

Ein weiterer sehr wichtiger Grund, warum dentaler Stress so tragisch ist, hat mit der nicht sichtbaren Bewegung der Kopfknochen, die 8- bis 14-mal pro Minute erfolgt, zu tun, die auch als »primäre Atmung« bezeichnet wird. Für die Ursache dieser Bewegung gibt es mehrere Theorien, wobei meines Wissens nach bis heute noch keine nachgewiesen wurde. Die Atmung scheint reflektorisch gesteuert zu sein, um über ein hydraulisches Pumpsystem die Aufrechterhaltung der inneren Regelkreise zu gewährleisten. Durch pulsierende Bewegungen wird die Gehirn-Rückenmarks-Flüssigkeit durch das Gehirn und das gesamte Nervensystem gepumpt. Die Flüssigkeit ist reich an Nährstoffen, die vom Gehirngewebe benötigt werden. Diese Erkenntnis ist nicht neu, wird aber von der Schulmedizin bisher nicht zur Kenntnis genommen. Zum Beispiel ist bei Krebspatienten die Bewegung der Kopfknochen fast vollständig blockiert.

Warum wirkt sich dentaler Stress so negativ auf die Gehirn-Rückenmarks-Flüssigkeit aus?

Nun, wenn dentaler Stress vorhanden ist, verspannen sich die den Schädel umgebenden Muskeln, weil sie mit den Kiefermuskeln verbunden sind, welche sich ebenfalls verspannen. Die Verspannung der Schädelmuskulatur erzeugt Druck auf den Schädelknochen. Das hindert nun die Knochen, sich auszudehnen und zusammenzuziehen. Bei jeder Pumpbewegung bewegen sich die Knochen um einige hundertstel Millimeter. Besteht nun dentaler Stress, können sich die Schädelknochen nicht normal bewegen und es entsteht ein Druck auf das Gehirn sowie die Kopfnerven, die den Rest des Körpers stimulieren, besonders die inneren Organe. Das heißt, die Menge und Größe der Flüssigkeitsbewegungen wird verlangsamt. Das wiederum verhindert die notwendige Versorgung des Gehirns mit Nährstoffen und auch der Abtransport der Schlackenstoffe ist reduziert. Als Folge davon können Sie sich nervös und gereizt fühlen. Oder Sie finden es schwierig, sich zu konzentrieren oder Dinge geistig zu verarbeiten. Sie lesen etwas und können sich aber einige Zeit später nicht mehr daran erinnern. Wenn einmal der dentale Stress beseitigt ist, bemerken die Patienten einen Anstieg ihrer Geistesschärfe. Jugendliche haben bessere Schulnoten und können leichter lernen, das Gesicht ist entspannt und das Aussehen verbessert sich .

Dentaler Stress ist kein kleines, isoliertes, exotisches Problem. Er setzt sowohl den ganzen Körper als auch das Gehirn unter sehr starken andauernden Stress, der dazu führt, dass die Muskeln und Organe extrem hart arbeiten müssen. Und da er im Allgemeinen Tag und Nacht anhält, bekommen die Muskeln keine Möglichkeit, zu entspannen und sich zu regenerieren. Dadurch ist auch der Schlaf meistens nicht so entspannend wie er sein sollte, denn der Körper bekommt nachts nicht die notwendige Ruhe. Dentaler Stress kann Ihnen 50 Prozent Ihrer Energie rauben, wie ein Vierzylinder-Motor, der nur mit zwei Zylindern fährt (Abb. 25).

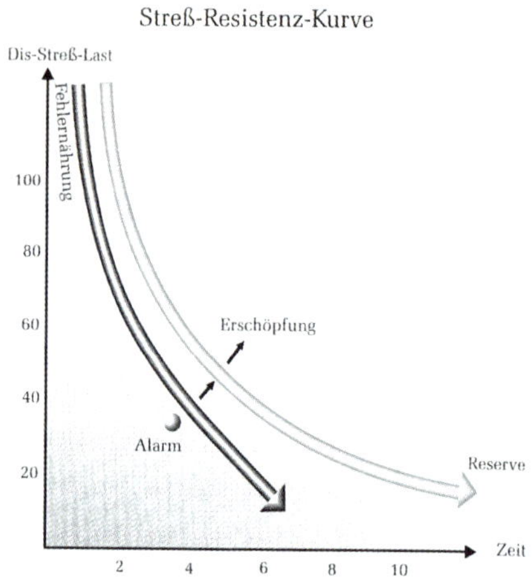

Abb. 25 – Typischer Kurvenverlauf bei Patienten, die unter dentalem Stress leiden

Aber lassen Sie mich betonen, dass nicht alle Fälle von Müdigkeit, Kopfschmerzen etc. auf die Behandlung reagieren. Trotz aller Bemühungen bleibt bei einer Anzahl von Patienten der erhoffte Therapieeffekt aus. In diesen Fällen muss zusätzlich eine ganzheitliche Behandlung und Entgiftung erfolgen in Zusammenarbeit mit anderen Therapeuten wie Physiotherapeuten, Osteopathen, ganzheitlich tätigen Ärzten und möglicherweise Psychologen. Zumindest aber ist bereits ein entscheidender Stressfaktor ausgeschaltet und die Zusatztherapie hat eine bessere Wirkung.

Alle sagen: Das geht nicht.
Dann kam einer, der wusste
das nicht und hat's gemacht.

Unbekannt

7. Mögliche Störungen, die durch einen fehlerhaften Biss zustande kommen

Ich möchte vorausschicken, dass natürlich jedes hier beschriebene Krankheitsbild auch eine andere Ursache haben kann und dass einige in jedem Fall von einem Facharzt abgeklärt werden sollten.

In sehr vielen Fällen kommen die Patienten jedoch bereits mit einer Fülle von Arztberichten, so dass man organische Schäden ausschließen kann. Die entsprechenden zahnärztlichen Untersuchungen ergeben meist einwandfrei, dass ein dentales Stress-Syndrom vorliegt. Ich bin immer wieder erstaunt, wie viele Symptome verschwinden, die von den Patienten vorher nicht bewusst wahrgenommen worden sind, da sie überlagert waren, und die auch seitens des Zahnarztes nicht erfasst wurden. Sollten nach der Behandlung noch Beschwerden vorhanden sein, kann nur Teamarbeit mit anderen Therapeuten zu einem vollen Erfolg für den Patienten führen.

7.1 Zahnschmerzen

Zahnschmerzen werden im Allgemeinen durch Karies und Entzündungen in den Zahnfleischtaschen hervorgerufen. Hier ist die Diagnose sehr schnell gestellt und damit auch der Schmerz durch eine entsprechende Therapie kurzfristig beseitigt.

Aber diese Art von Zahnschmerz meine ich hier nicht, sondern die, bei denen die üblichen Ursachen nicht zu finden sind. Der Patient hat subjektiv Schmerzen in bestimmten Zähnen, es lässt sich jedoch nichts feststellen. Wenn nicht kurz vorher eine neue Füllung, eine Krone oder Brücke eingegliedert wurde, die sich nicht in das vorhandene Funktionsmuster einfügt, liegt die Ursache fast immer im Bereich der Muskeln und

Wirbel, der Halswirbel und dem oberen Brustwirbelbereich. Durch die Dauerspannung der Muskulatur kommt es zu einem Zug auf den Knochen, der sich als Schmerz auf die Zähne projiziert. Oder die Daueranspannung der Muskulatur führt zu einer Veränderung in der Wirbelstellung, welche dann die Gefäße und Nerven einklemmen. Dadurch können Trigeminuszentren im Rückenmark gereizt werden, was sich wiederum als Zahnschmerz äußert. Bei Nichtbeachtung dieser Problematik kommt es häufig zu Fehlbehandlungen, die schlussendlich zu einer Entfernung des Zahnes führen. Die gleiche Problematik gilt für Gesichtsschmerzen (siehe Abb. 14).

7.2 Kopfschmerzen

Kopfschmerz ist selten eine eigenständige Krankheit, sondern in den meisten Fällen nur ein Symptom für eine ursächlich an anderer Stelle bestehende Erkrankung. Um die Ursache zu finden, bedarf es der Aufdeckung von Vorgängen, die sich der klinischen, sich auf Geräte verlassenden Diagnostik entziehen, da sie noch im rein funktionellen Bereich ablaufen.

So kann die Ursache für Kopfschmerzen oft darin liegen, dass Gefäße, die den Kopfbereich mit Blut versorgen, in ihrer Funktion eingeschränkt sind. Im Gefäßverlauf des Kopf-, Hals- und Schulterbereiches können Bindegewebshüllen, Muskeln und Knochen Blutgefäße komprimieren und somit den Durchfluss beeinträchtigen.

Der menschliche Körper ist formbar und verformbar. Einflüsse, die direkt oder indirekt auf ihn einwirken, lassen Spannungen entstehen. Diese Spannungen können nun zu einem Stressproblem werden, wenn sie ständig vorhanden sind und dadurch zu einer die Kräfte überfordernden Belastung werden. Am besten und schnellsten reagieren Kopfschmerzpatienten auf die zahnärztliche Behandlung. Nach meinen Erfahrungen verschwinden die Kopfschmerzen in 80 bis 90 Prozent der Fälle. Warum? Wenn Sie einmal verstanden haben, was dentaler Stress ist und wie er Kopfschmerzen verursacht, dann ist es offensichtlich.

Die meisten Kopfschmerzen werden durch eine Durchblutungsstörung des Gehirns verursacht. Der Stress bringt die Kau- und Nackenmuskeln, vorne und hinten, dazu, sich zusammenzuziehen. Sie wirken wie eine Schlinge um den Hals, die den Blutfluss zum Gehirn einengt. Als Resultat bekommt das Gehirn zu wenig Blut und damit zu wenig Sauerstoff, daher die Kopfschmerzen. Im anderen Fall verhindert die Spannung an der Schädelbasis den Abfluss des Blutes aus dem Gehirn und dieses zurückgehaltene, angestaute Blut erzeugt Druck, ebenfalls mit der Folge Kopfschmerzen. Denken Sie auch an die Pulsation der Gehirn-Rückenmarks-Flüssigkeit, die behindert ist.

Wie bereits erwähnt, beherbergt der Schädel das Gehirn, das das Kontrollzentrum des menschlichen Körpers ist. Wenn die Gehirn-Rückenmarks-Flüssigkeit nicht in Bewegung gehalten wird und unter dauerndem Druck steht, verändert sich die elektrolytische Balance der Flüssigkeit, und der elektrische Impuls der Gehirnhälften ist verändert. Man spricht auch von lymphostatischer Enzephalopathie, einem Stau des Lymphflusses und damit eine Beeinträchtigung der höheren Nerventätigkeit. Manchmal tritt nach Beseitigung der Stressfaktoren eine sofortige Entspannung der Kau-, Nacken- und Schultermuskeln auf, und das Blut kann wieder fließen. Das Gehirn bekommt somit genug Sauerstoff, das gestaute Blut kann abfließen und die Kopfschmerzen verschwinden.

7.3 Nackenschmerzen

Nackenschmerzen können durch eine Beckenschiefstellung mit nachfolgender ausgleichender Anpassung der Wirbelsäulenstellung verursacht werden. Sehr, sehr häufig liegt aber die Ursache in einer fehlerhaften Zahnstellung. Normalerweise befinden sich die Kopf-, Kau- und Nackenmuskeln in einem ausbalancierten Zustand. Falls sich nun durch einen fehlerhaften Zusammenbiss der Kiefer der Unterkiefer ständig nach vorne und seitlich verschiebt – und das passiert mindestens bei jedem Schlucken, also ca. 2.000-mal pro Tag und Nacht –, müssen die Nackenmuskeln ständig dagegenhalten und sie beginnen, sich zu verkrampfen. Das Gleiche gilt, wenn die Zähne nur im vorderen Bereich Kontakt bekommen. Der Patient muss etwas stärker zubeißen, um Kontakt mit den Seitenzähnen zu bekommen und den Unterkiefer etwas zurückziehen. Auch diese Fehlstellung führt zu einer Nackenmuskelverspannung. Da die Ursache permanent vorhanden ist, kann es also niemals zu einer Entspannung kommen. Dies führt zu einem dauerhaften Zusammenziehen der Muskeln, die nun anfangen, zu schmerzen. Die Bewegung der Halswirbelsäule wird eingeschränkt, weil der entstehende Schmerz die Bewegung stoppt. Zudem kann es zu Wirbelverschiebungen kommen, die wiederum zu Muskelverspannungen führen, um sich an die neue Situation anzupassen. Dieser negative Kreislauf kann nur kurzfristig durch Massagen, Akupunktur oder Heilinjektionen unterbrochen werden. Solange die mechanische Ursache an den »Zahnrädern« nicht behoben ist, werden die Schmerzen allerdings immer wiederkehren.

7.4 Rückenschmerzen

Meiner Erfahrung nach liegt die Ursache von Rückenschmerzen häufig im Kopfbereich und hier speziell in den Zähnen. Zum einen können Störfelder, ausgehend von den Zähnen, Schmerzen verursachen, denn über das Meridiansystem ist jeder Zahn mit bestimmten Wirbelabschnitten verbunden. So kann ein toter Zahn oder ein verlagerter Weisheitszahn Rückenschmerzen verursachen. Zum anderen kommt es bei Störungen im Zusammenbiss der Zähne reflektorisch über die Muskeln sehr häufig zu einer Beckenverschiebung, die zu einer Verkrümmung der Wirbelsäule führt. Diese kann zum Beispiel durch die Nackenmuskulatur verursacht werden, die sich in Funktionsketten bis herunter zum Steißbein zieht (siehe Abb. 21).

Wenn sich nun die Nackenmuskeln verspannen und zusammenziehen, wandert diese Verspannung die Wirbelsäule entlang und verursacht Schmerzen, Steifheit und Brennen im unteren Rücken. Aber damit nicht genug. Die Verspannung zieht das Becken aus seiner Normalstellung, wodurch dann ein Bein kürzer ist als das andere. Das verschobene Becken führt wiederum zu einer Verbiegung der Wirbelsäule in eine seitliche Richtung, wodurch die Lymph- und Blutgefäße beeinträchtigt werden. Es kommt zu Schwellungszuständen und folglich zu Schmerzen. Leider wird diese Ursachenkette – Okklusion/Kiefergelenk-/Wirbelsäulenbeschwerden – immer noch viel zu wenig beachtet und diagnostiziert.

Darüber hinaus können auch die Augenmuskeln Rückenschmerzen verursachen. Sie sind diagnostisch sehr wichtig für Zahnärzte, die Kiefergelenkprobleme behandeln. Bei fast der Hälfte aller Menschen weichen die Sehachsen der Augen in der Höhe voneinander ab. Die Augenmuskeln bzw. das Gehirn können diese Abweichung der Augen auf lange Sicht nur mit Beschwerden ausgleichen. Der Kopf muss sich zur Seite neigen, um dieser Augenabweichung entgegenzuwirken. Die Schulter-Nacken-Muskulatur zieht den Kopf wieder gerade und die Gegenseite muss dagegenhalten, um ein weiteres Abknicken des Kopfes zu vermeiden. Dies erzeugt eine andauernde Fehlstellung, die letztlich zu Schmerzen führt.

7.5 Ohrenschmerzen, Hörprobleme, Ohrensausen (Tinnitus)

Ohrenschmerzen gehören natürlich zuallererst in die Behandlung eines Hals-Nasen-Ohrenarztes. Wenn hier die Befunde negativ sind, liegt die Ursache häufig im zahnärztlichen Bereich, zum einen durch Störungen oder krankhafte Veränderungen an den Zähnen, speziell im Unterkiefer, und zum anderen durch das Kiefergelenk. Durch eine falsche Statik im Zahnsystem kann es zu einer Fehlstellung im Kiefergelenk kommen, die dort Entzündungen und Reizungen mit Irritationen im Nerven- und Muskelsystem verursachen können. Durch die Lage des Kiefergelenks, direkt vor dem Ohr, scheinen sich die Schmerzen im Ohr zu befinden. Eine andere Ursache ist der Zug von bestimmten Muskeln und Sehnen, die an der Schädelbasis im Bereich des Ohres ansetzen und die durch den fehlerhaften Zusammenbiss der Zähne unter einer Dauerspannung stehen.

Wenn es sich bei Gehörproblemen nicht um Lärmschäden (zum Beispiel durch häufigen Diskobesuch), durch Knalleffekte (Explosionen) oder dauernde Lärmbelästigung mit langsamen Gehörverlust handelt, ist manchmal eine Verbesserung dieses Beschwerdebildes speziell durch zahnärztliche Maßnahmen zu erreichen, wenn der Patient berichtet, dass die Beschwerden veränderlich sind. Mal ist die Hörfähigkeit für kurze Zeit besser, dann wieder schlechter. Hier ist meistens bei der Diagnostik eine Störung in der Statik des Unterkiefers festzustellen. Diese führt zu einer Verlagerung des Kiefergelenks und damit zu einer Störung des Gleichgewichts im stomatognathen System. Die Folgen sind eine Reizung verschiedener Regelkreise, die Hörstörungen verursachen können.

Tinnitus (Ohrensausen) ist ein scheinbar immer häufiger auftretendes Problem. Es ist keine Krankheit an sich, sondern nur ein Symptom mit mannigfaltigen ursächlichen Faktoren. Ein großes Problem ist heute der durch die immer größere Technisierung ausgelöste Elektrosmog. Dieser kann durch Verklumpung der roten Blutkörperchen zu Durchblutungsstörungen, Bluthochdruck und einer Überreizung der Nerven führen. Eine wenig beachtete Ursache!

Ein entsprechend ausgebildeter Zahnarzt kann sehr häufig durch die Ausschaltung von Störfaktoren, die im Bereich des Ohres auftreten, aber vom Zahnsystem ausgehen, Erfolg haben. Zu den Störfaktoren gehört auch das Amalgam oder ein Sammelsurium von verschiedenen Metallen im Mund, die besonders bei saurem Speichel zu Mundströmen führen können, welche einen Dauerreiz auf das Nervensystem ausüben. Die Beseitigung dieser Störung beseitigt auch den Tinnitus.

Eine weitere wichtige Ursache ist der energetische Zusammenhang des Ohres (innen und außen) mit verschiedenen Systemen des Körpers. Das Ohr als Ganzes gehört zum Subsystem Niere, aber auch das Dünndarm- und das hormonelle Subsystem sind daran beteiligt. Speziell zu diesen drei Systemen gehören die Weisheitszähne. Der obere Weisheitszahn gehört zum System Niere und Dünndarm (speziell das Innenohr), der untere Weisheitszahn zum hormonellen System, Dünndarm und zentralen Nervensystem. Die zahnärztliche Behandlung dieser Bereiche kann ebenfalls erfolgreich sein.

Ein ganz wichtiger Aspekt bei der Behandlung des Tinnitus ist die diagnostische Abklärung durch einen Zahnarzt, ob bei dem an Tinnitus leidenden Patienten eine Fehlfunktion des Kausystems besteht, die in vielen Fällen ursächlich ist. Besteht eine solche Fehlfunktion, kann es auf verschiedenen Wegen zu einer Reizung von Nerven kommen, welche das Innenohr versorgen. Da die Nerven sowohl mit ihren motorischen als auch sensiblen Anteilen durch Querverbindungen untereinander verschaltet sind, kann eine Dauerbelastung durch dentalen Stress zu einer Reizung des Gehörnervs führen, wodurch ein Tinnitus entsteht. Wie schon in früheren Kapiteln ausgeführt, ist das Kausystem und der Halswirbelbereich eine funktionelle Einheit. Durch den Dauerstress aus dem Kausystem kann es infolge zu einer Verschiebung von Halswirbeln kommen, welche nun durch Druck und Einengung von Nerven und Gefäßen einen Tinnitus auslösen können.

Ohne eine Stabilisierung des Unterkiefers und damit die Beseitigung der Stress-Situation bleibt eine vorangegangene Halswirbelsäulentherapie nicht stabil. Bei jedem Schlucken kann es messbar zu einer Verschiebung des Atlas kommen, der unter Umständen aufgrund der verspannten Muskulatur nicht wieder in seine ursprüngliche, normale Lage zurückgeht. Da in diesem Falle auch meistens der zweite und dritte Halswirbel betroffen ist, liegt hier die Ursache für den Tinnitus. Erstaunlicherweise registrieren die Patienten die Einschränkung der Beweglichkeit der Halswirbelsäule, wenn sie nicht mit Schmerzen verbunden ist, nicht so sehr. Häufig handelt es sich auch um einen Prozess, der nur langsam fortschreitet und deshalb als gegeben hingenommen wird.

In jedem Fall sollte bei einem Tinnitus, der keine Ursache aus dem Hals-, Nasen- und Ohrenbereich erkennen lässt, ein Zahnarzt und ein Cranialtherapeut hinzugezogen werden.

7.6 Schluckbeschwerden, Zungenbrennen

Schluckbeschwerden sind häufig zu finden bei Patienten, die an einer Fehlfunktion des Kausystems leiden. Sie äußern sich durch ein Kloßgefühl im Hals oder durch ständiges Hüsteln nach längerem Sprechen. Oft kann das Essen nicht automatisch und leicht geschluckt werden oder sie beißen sich schon mal auf die Zunge oder Wange. Die Ursache ist fast immer eine Verspannung der Muskulatur oberhalb oder unterhalb des Zungenbeins. Wenn die Muskulatur verspannt ist, kommt es bei einer zusätzlichen Belastung zu einer weiteren Verdickung der Muskeln, die den Halsbereich einengen. Der Hals-Nasen-Ohrenarzt kann nichts feststellen, denn es ist ja nur ein funktioneller Reiz, der teilweise bei Ruhezeiten wieder zurückgeht.

Ursache ist in fast allen Fällen eine Überaktivität der Kaumuskulatur, die durch nicht ineinanderpassende Zähne oder fehlende Abstützung im Seitenzahnbereich zustande kommt. Besonders der Massetermuskel kann in diesen Fällen nicht richtig arbeiten, wodurch die anderen Muskeln, die am Kauakt beteiligt sind, überanstrengt werden. Wird hier Ruhe in das System gebracht und die erforderliche Abstützung wiederhergestellt, verschwinden die chronischen, manchmal auch schmerzhaften Rachenbeschwerden sehr schnell.

Die gleiche Fehlfunktion kann ebenso zu Zungenbrennen führen. Die Zunge ist ein sehr großer und starker Muskel. Besteht nun eine dauernde Reizung der Regelkreise aus dem Kausystem, versucht der Patient unbewusst, das System zu stabilisieren. Er legt die Zunge zwischen die Zähne und benutzt sie so als Stabilisierungsschiene. Oder er presst die Zunge gegen den Gaumen und stabilisiert nun durch muskuläre Anspannung den Unterkiefer. Dies ist häufig die Ursache für das Brennen, was sich sehr leicht feststellen lässt, wenn eine schmerzhafte Reaktion durch Druck auf den Zungenmuskel erfolgt. In diesen Fällen ist eigentlich auch immer der Musculus sternocleidomastoideus, der seitliche Kopfnicker, druckschmerzhaft. Darüber hinaus kann Zungenbrennen auch durch eine Unverträglichkeit der verschiedenen Metalle im Mund ausgelöst werden. Dies lässt sich aber sehr schnell durch eine Mundstrommessung feststellen.

7.7 Schwindel

Schwindel ist ein nicht selten vorkommendes Problem bei Störungen im stomatognathen System. Die Patienten berichten, dass ihnen bei schnellen oder in eine bestimmte Richtung ausgeführten Bewegungen schwindelig wird. Manche klagen auch, dass sie urplötzlich bei einer bestimmten Bewegung das Bewusstsein verlieren. Die Ursache liegt fast immer in einer Verschiebung des ersten Halswirbels, des Atlas. Damit verbunden ist eine Fehlstellung des Zapfens des zweiten Halswirbels, der nun bei bestimmten Bewegungen auf das Rückenmark drücken kann. Durch den hier herrschenden Dauerstress kommt es zu einer Minderdurchblutung des Gehirns und zur Reizung von Nerven, die auch das Ohr, den Sitz des Gleichgewichtsorgans, versorgen. Bei bestimmten Bewegungen kann sich nun diese Fehlstellung noch verstärken, und es wird der Schwindel oder Bewusstseinsverlust ausgelöst. Dies ist für die Patienten eine mehr als unangenehme Situation, da sie die Lebensqualität stark beeinträchtigt. Außer diesen mechanischen Störungen bestehen auch noch energetische Beziehungen zwischen Kiefergelenk und Atlas (Erster Halswirbel) über den hormonellen Dreifach-Erwärmer-Meridian (Abb. 26). Über die Zick-Zack-Anpassung der Wirbelsäule kann auch ein Beckenschiefstand eine Verschiebung des Atlas hervorrufen oder umgekehrt. Auch der Unterkiefer wird in diesem Falle leicht zur Seite verschoben. Daher ist in diesen Fällen die Zusammenarbeit mit einem Manualtherapeuten erforderlich.

7.8 Müdigkeit und Nervosität

Müdigkeit und Nervosität sind zwei Seiten einer Medaille, da jeder Patient individuell anders reagiert. Der Dauerstress bei einem Dysfunktions-Syndrom mit ständiger Reizung der Nerven und der Muskeln kann zu einer Erschöpfung des Systems führen, was sich in einer Dauermüdigkeit niederschlägt. Die Patienten kommen sozusagen gar nicht in die Gänge und fühlen sich in ihrem täglichen Leben stark beeinträchtigt. Überall ziept es und am Ende haben sie zu nichts mehr Lust. Das Gegenteil findet man bei den Übernervösen. Ihre Nerven stehen unter Hochspannung und sie wissen nicht, was sie zuerst machen sollen. Im Extremfall entwickeln sich Tics und Dauerzuckungen, die sie selbst zum Teil gar nicht mehr registrieren. Durch die Vernetzung der Regelkreise kann sich das in den verschiedensten Teilen des Körpers auswirken. Da sich jeder Teil des Körpers mit den anderen Teilen in einer funktionellen Einheit befindet, kann das Symptom sehr weit vom eigentlichen Ursachenort zu finden sein. Nur die Ausschaltung der Ursache, in vielen Fällen der dentale Dauerstress, bringt hier die Ruhe in das System.

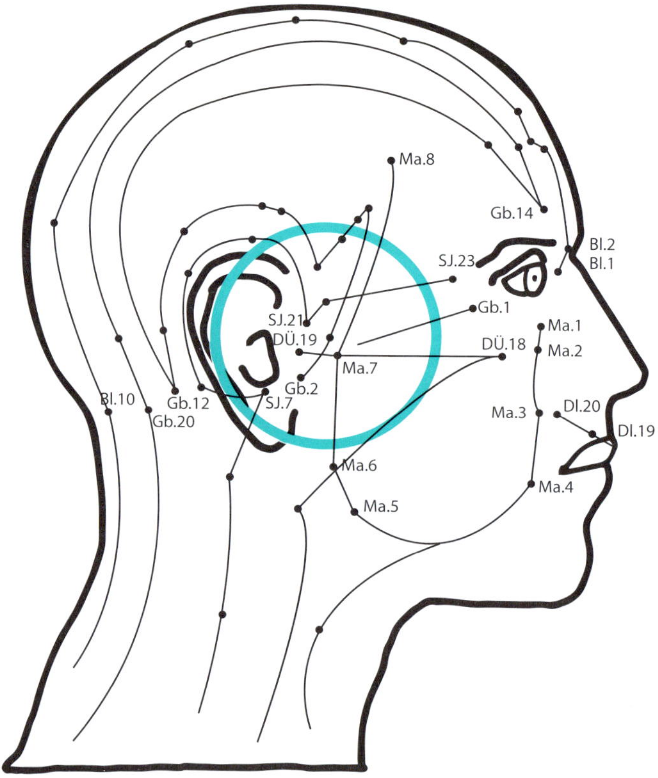

Abb. 26 – Die Konzentration mehrerer Meridiane (Energiebahnen) im Bereich des Kiefergelenks zeigt die Bedeutung dieser Region an

7.9 Augendruck

Augendruck ist ein häufig beklagtes Symptom bei Dysfunktionspatienten. Ich meine hier nicht den Augeninnendruck im Sinne eines Glaukoms, sondern den Druck, der durch die Augenmuskeln auf das Auge ausgeübt wird. Durch die Verschaltung und Vernetzung der Nerven untereinander kann es bei dentalem Stress auch zu einer Verkrampfung von Augenmuskeln kommen. Die Patienten sagen meist: »Ich habe das Gefühl, als ob mein Auge von hinten herausgedrückt würde«. Dieser meist einseitig beklagte Druck kann die Sehachse des Auges verschieben, was wiederum zu einer Anpassung an die neue Situation führt und dadurch die Ursache noch verstärken kann. Auch hier kann durch die Stabilisierung des Unterkiefers der Grund für die Augenmuskelverkrampfung und -verdickung beseitigt werden und die Muskeln können wieder entspannen.

7.10 Schilddrüse

Für Schilddrüsenprobleme, ausgelöst durch dentalen Stress, gibt es mehrere Ursachen. Die Schilddrüse sitzt beidseitig der Luftröhre unterhalb des Kehlkopfes. Kommt es bei Dauerstress aus dem stomatognathen System zu einer Verkrampfung und damit Verdickung und Verhärtung der Unterzungenmuskulatur, so drückt diese verspannte Muskulatur auf die Schilddrüse und kann dadurch eine Funktionsstörung hervorrufen. Einige Patienten klagen auch über Albträume, die hier ihre Ursache haben können.

Ein anderer Grund besteht darin, dass das Kiefergelenk ein neurovegetatives Steuerungszentrum ist und energetisch zum hormonellen System gehört. Gleichzeitig werden durch Verschiebung von Halswirbeln Zentren gereizt, die die Hypophyse, das übergeordnete Steuerorgan für die Hormone, negativ beeinflussen. Es bildet sich hier ein Teufelskreis, der nur durch eine Veränderung der Unterkieferlage in Richtung einer Normalisierung verändert werden kann.

7.11 Bluthochdruck

Bluthochdruck kann mehrere Ursachen haben. Eine davon, nicht eben selten, liegt in einer Störung des Kausystems. Das Herz muss das Blut gegen die Schwerkraft nach oben pumpen. Erfolgt nun aufgrund der Einheit Kausystem/Halswirbelsäule durch Dauerstress eine Verschiebung von Halswirbeln, kommt es zu einer Einengung der Blutgefäße, die das Gehirn versorgen.

Das heißt, der Druck muss ansteigen, da durch den Blutmangel und damit Sauerstoffmangel die Information an das Herz geht, den Druck zu erhöhen. Der Blutdruck ist allerdings nicht ständig erhöht, da sich durch die verschiedenen Stellungen der Wirbelsäule, Stehen oder Liegen, die Querschnitte der Gefäße ändern.

Eine andere Ursache kann in der Beeinflussung des Kreislaufzentrums im Rückenmark an der Schädelbasis liegen. Auch hier gehen dann entsprechende Signale an das Herz. Beseitigt man nun die Störung, so kann das System wieder einwandfrei funktionieren. Die Signale, den Blutdruck zu erhöhen, verschwinden und der Druck wird wieder normal.

7.12 Erbrechen

Auch Erbrechen in Kombination mit Kopfschmerzen ist kein seltenes Anzeichen für Störungen im Kausystem. Die meisten Patienten mit diesen Beschwerden sind als Migränepatienten eingestuft, da Erbrechen eines der Symptome bei Migräne ist. Das Erbrechen kann aber eine andere Ursache haben, obwohl auch die Migräne positiv auf eine Korrektur des Kausystems reagiert.

Wie schon beschrieben ist das Kiefergelenk ein neurovegetatives Steuerungszentrum. Es steht in Beziehungen zu dem Magen- und dem Hormonmeridian, die Akupunktur-physiologisch zu den Energiemeridianen gezählt werden. Kommt es nun durch eine fehlerhafte Okklusion zu Störungen im Kiefergelenkbereich, werden das gesamte vegetative Nervensystem und das Energiesystem des Organismus negativ beeinflusst. Durch die andauernde Reizung des Magens kann sich das Symptom des Erbrechens einstellen. Die Hauptursache kann jedoch auch ebenso in der Reizung des Vagusnervs liegen, der ja den gesamten Verdauungstrakt versorgt.

7.13 Mentale Probleme (Psyche)

Oft haben die Patienten mit einem Dysfunktions-Syndrom mentale, psychische Probleme, die meiner Erfahrung nach nicht die Ursache, sondern nur ein zusätzlicher Faktor sind, denn in den meisten Fällen verschwinden die psychischen Probleme, wenn die Therapie abgeschlossen ist. Warum die Patienten zunächst keine psychischen Probleme haben, diese sich aber nach einiger Zeit einstellen, lässt sich aus der Krankengeschichte ablesen. Viele Patienten haben ein mehrjähriges Leiden hinter sich und eine Menge Therapien über sich ergehen lassen. Da jeweils die Ursache des Leidens nicht behoben wurde, konnten die Therapien auch nur bedingt oder gar nicht zum Erfolg führen. Da es sich ja fast immer nur um funktionelle Störungen handelt und bei den Untersuchungen kein organischer Schaden feststellbar ist, werden sie mit der Bemerkung »Da kann man nichts machen« oder »Das ist nur in Ihrem Kopf« wieder entlassen. Am Ende glauben sie selbst, einen psychischen »Knacks« zu haben. Meist sieht man strahlende Gesichter, wenn man nach der Diagnose erklärt, dass ein wirkliches Problem dahintersteckt und nicht die Psyche.

Natürlich wird durch das Krankheitsbild die Psyche stark negativ beeinflusst, zum Beispiel durch die Verschaltung der Nerven untereinander und durch die Beeinflussung der Hypophyse, dem hormonellen Steuerorgan des Organismus, sowie bei verminderter Kopfatmung und die Reizung von Nervzentren im Halsmark, die wiederum die Hypophyse beeinflussen. Weiterhin können auch Störungen der Nervenverbindungen zum Limbischen System, dem Steuerorgan für die Gefühle und Emotionen, oder die Beeinflussung des vegetativen Nervensystems über das Kiefergelenk ursächlich sein. Diese Aufzählung zeigt, dass die Psyche durch vielerlei Gründe beeinflusst sein kann.

7.14 Schlafstörungen

Nicht selten klagen Patienten über Schlafstörungen in Form von Einschlaf- und Durchschlafstörungen. Sie müssen sich vorstellen, dass die Patienten unter einer nervlichen und muskulären Daueranspannung stehen. Besonders nachts tritt häufig ein vermehrtes Pressen und Knirschen auf, weswegen die Patienten mitten in der Nacht mit Kopfschmerzen aufwachen oder völlig verkrampft sind.

Statt morgens erfrischt zu sein, fühlen sie sich gerädert und total verspannt. Sie wachen auf mit Kopfschmerzen, einem dumpfen Gefühl im Kopf oder als säße ihr Kopf in einem Schraubstock. Dies ist natürlich nicht jeden Morgen der Fall, aber da die Stressbewältigung zuerst über das Kausystem erfolgt, kommt es bei der vorhandenen Verspannung in der Muskulatur bei jeder zusätzlichen Stress-Situation zu einer weiteren Anspannung – und morgens spürt der Patient das Resultat.

7.15 Menstruationsstörungen

Eines Tages fragte mich eine Patientin nach Abschluss der Therapie, ob es möglich sei, dass auch die Periode durch die Zahnprobleme beeinflusst sein könnte. Vorher wäre sie ziemlich unregelmäßig gewesen und nun sei alles normal. Das lag natürlich weit entfernt von meinem Berufsgebiet, aber ich habe mich daraufhin etwas intensiver mit dieser Problematik beschäftigt und weiß heute auch Erklärungen dafür, warum ich durch die Therapie einen positiven Einfluss auf dieses Symptom hatte.

Zum einen lag die Ursache wiederum im Kiefergelenk mit seinem Bezug zum hormonellen System und der Reizung der Hypophyse durch den dentalen Stress, zum anderen waren auch die durch den Stress eintretende Beckenverschiebung mit Verschiebungen der Wirbelsäule und deren Folgen Teil der Ursache. Besonders die Nervengeflechte im Beckenbereich, die den Unterleib versorgen, werden dadurch gereizt und führen zu funktionellen Störungen.

7.16 Krampfadern

Krampfadern können manchmal, wenn sie nicht schon zu ausgeprägt sind, nach einer Therapie des Dysfunktions-Syndroms wieder verschwinden. Das liegt daran, dass die nervliche Versorgung wieder funktioniert und durch die Beseitigung des Beckenschiefstandes der vorher vorhandene Rückstau des venösen Blutes aufgehoben ist. Durch den Beckenschiefstand kann es zu einer Einengung der großen Beinvenen und zusammen mit der nervlichen Unterfunktion auf lange Sicht zu einer Schwächung der Venen kommen.

Darüber hinaus schränken viele Patienten, besonders ältere, wegen der Schmerzen durch die Fehlbelastung im Hüft- und Kniebereich ihren Bewegungsdrang ein.

Die meisten Fehldiagnosen entstehen nicht etwa durch technische Pannen, sondern durch Denkfehler.

J. Groopman

8. Diagnostische Verfahren

- Klinische Funktionsanalyse
- Instrumentelle Funktionsanalyse
- Angewandte Kinesiologie
- Armlängenreflex nach van Assche
- Das Biotensor-Verfahren
- Der Meersseman-Test

8.1 Klinische Funktionsanalyse

Für den Zahnarzt ist die wichtigste diagnostische Maßnahme eine klinische Funktionsanalyse des gesamten Kausystems. Diese Untersuchung erfolgt mithilfe von speziell dafür entwickelten Fragebögen, um Störungen der Unterkieferbeweglichkeit, der Okklusion (Gleitbewegungen und der Zusammenbiss der Zähne), Muskelverspannungen sowie Kiefergelenk-Erkrankungen festzustellen.

Die klinische Funktionsanalyse dient der Kontrolle des Zusammenwirkens der Zähne, Muskeln (Abb. 27), der Hirnnerven (speziell Trigeminus), des neuromuskulären Systems und der Kiefergelenke. Da Verspannungen der Kaumuskulatur sehr häufig die Hals-, Nacken- und Schultergürtelmuskulatur mit beeinflussen, müssen auch diese Muskeln untersucht werden. Zudem muss die Beweglichkeit der Halswirbelsäule kontrolliert werden. Einschränkungen der Dreh- und Beugebeweglichkeit deuten auf Muskelverspannungen und eventuell verschobene Wirbelkörper hin. Außerdem ist das Gespräch mit den Patienten sehr wichtig, um auch einen eventuellen psychischen Aspekt der Erkrankung herauszufinden, denn manchmal werden die Beschwerden und Symptome durch den vorherrschenden psychischen Zustand des Patienten geprägt.

Die Gnathologie, die Lehre von den Zusammenhängen des Kausystems, brachte den entscheidenden Durchbruch für die Therapie des stomatognathen Systems. Die Beschreibung der einzelnen Funktionen des Kiefergelenks und der Unterkieferbewegungen hat in den letzten Jahren große Fortschritte gemacht.

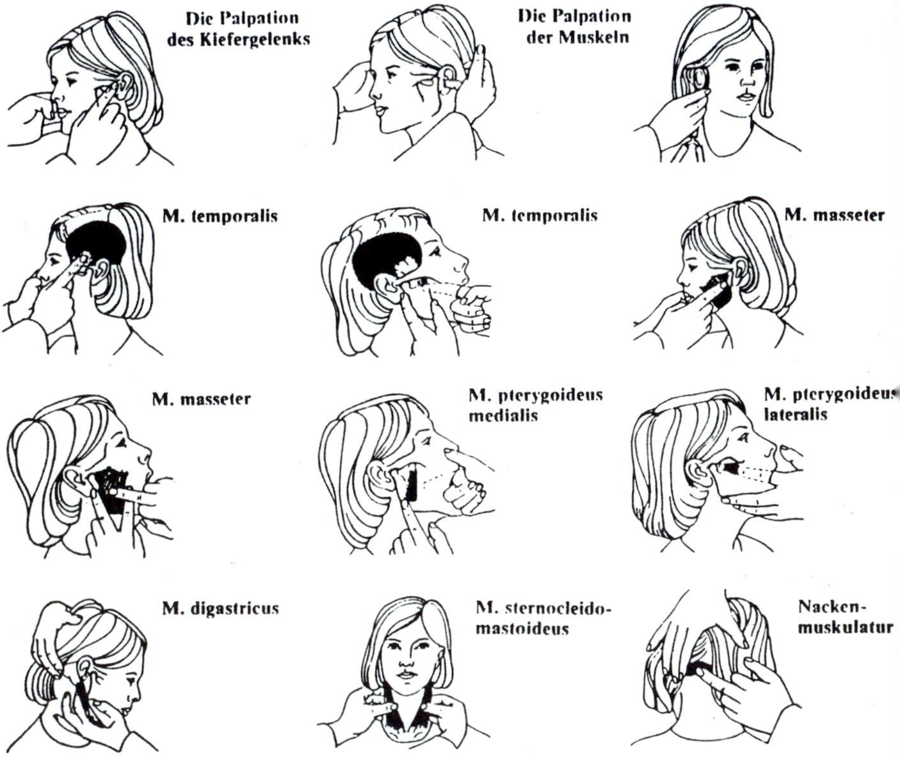

Abb. 27 – Klinische Untersuchungen der Kiefergelenke und der Kaumuskulatur zur Überprüfung, ob ein dentaler Stress vorliegt

Aber die Beschränkung nur auf diesen Bereich führt dazu, dass in vielen Fällen der therapeutische Erfolg ausbleibt. In jedem Falle muss auch eine Untersuchung der Wirbelsäule und des Beckens erfolgen, um eine hier liegende Ursache für die Beschwerden nicht zu übersehen. Je genauer die Diagnose, umso erfolgreicher ist die Behandlung. Testen Sie selbst: Wenn Sie bei den ersten zehn Fragen einige Male mit »Ja« geantwortet haben, so haben Sie ein dentales Stress-Syndrom (Abb. 28).

Patient: ____________________	**Befundblatt Initialdiagnostik**			**D** 1
Geb.: ____________________	**ZA-Bewertung**			
	Dat.	**Dat.**	**Dat.**	
1. Haben Sie irgendwann Beschwerden wenn Sie kauen?				
2. Ist irgendein Zahn besonders empfindlich?				
3. Stört ein Zahn beim Schließen, Kauen oder beim Schlucken?				
4. Schmerzt es bei weiter Mundöffnung, großem Biss oder beim Gähnen?				
5. Machen Ihre Kiefergelenke Geräusche, auf welcher Seite?				
6. Haben Sie manchmal Schmerzen vor, hinter oder im Ohr?				
7. Leiden Sie an Kopfschmerzen morgens, mittags, abends?				
8. Leiden Sie unter Verkrampfung oder Ziehen im Kopf, Nacken oder Hals?				
9. Haben Sie manchmal das Gefühl von Trockenheit oder Brennen im Mund?				
10. Müssen Sie einen Platz suchen, um die Zähne richtig zu schließen?				
Okklusalindex				
11. Welche Medikamente nehmen Sie gegen die angeführten Zustände?				
12. Hatten Sie jemals Beschwerden im Kopf oder Nacken nach einem Unfall?				
13. Hatten Sie jemals eine Kieferregulierung oder eine Einschleifbehandlung?				
14. Beeinflussen die angeführten Beschwerden Ihr Wohlbefinden oder Ihre Schaffenskraft?				
15. Wann war Ihre letzte Zahnbehandlung, was wurde gemacht?				
16. Welches besondere Anliegen hat zu diesem ZA-Besuch veranlasst?				
17. Vermuten Sie eine ernsthafte Störung oder Erkrankung?				
18. Halten Sie eine Behandlung für notwendig?				
19. Liegt eine Allgemeinerkrankung vor?				
20. Nehmen Sie deswegen Medikamente:				
Datum: Praxis:				

SM - Seminare der Zahnheilkunde

Abb. 28 – Befundblatt Initialdiagnostik

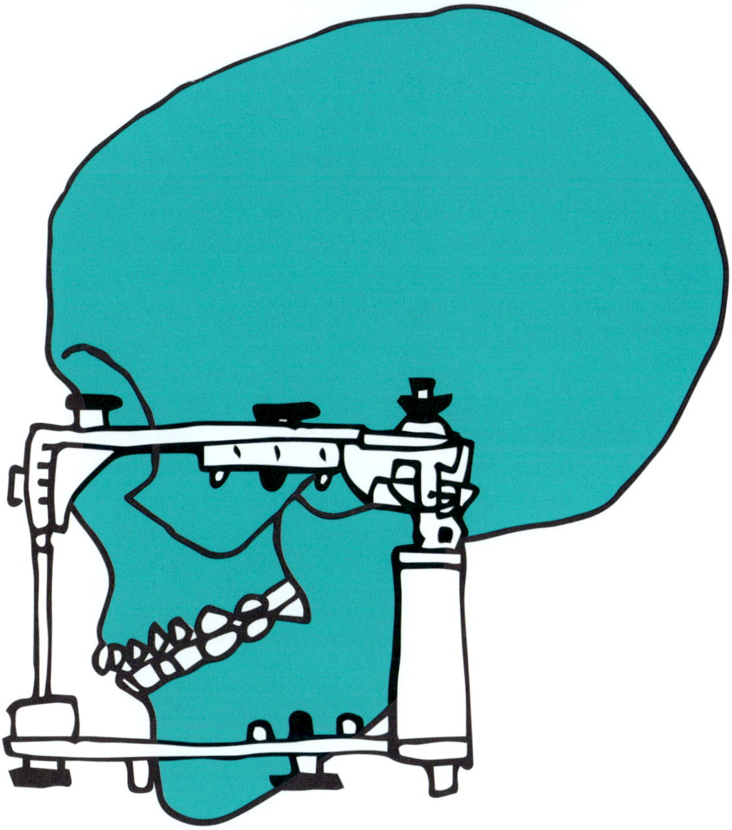

Abb. 29 – Schädelbezügliches Orientieren des Oberkiefer- und Unterkiefermodells im Artikulator

8.2 Instrumentelle Funktionsanalyse

Sollte die klinische Funktionsanalyse entsprechende Hinweise dafür geben, dass die bestehenden Probleme ihre Ursache hauptsächlich im Kausystem haben, muss im Allgemeinen eine instrumentelle Funktionsanalyse als erweiterte Diagnostik folgen. Diese ergibt fast immer den richtigen Hinweis für die Ursache des Problems.

In ein speziell dafür entwickeltes Gerät (Artikulator) können vorher gefertigte Modelle der Zähne so eingesetzt werden, dass die Bewegung des Unterkiefers simuliert werden kann (Abb. 29). Jetzt lässt sich genau feststellen, wo eventuell vorzeitige Zahnkontakte bestehen, wie und wohin der Unterkiefer gleitet, ob die Zähne allseits in gutem Kontakt stehen oder auf einer oder beiden Seiten kein Zahnkontakt besteht. Auch bei Teilprothesen und Totalprothesen lässt sich so leicht eine fehlerhafte Okklusion feststellen. Besonders bei Totalprothesen kann zusätzlich zu den Beschwerden, die von einer fehlerhaften Okklusion herrühren, ein mangelhafter Sitz durch eine ständige Fehlbelastung hervorgerufen werden.

Die funktionelle Gebissanalyse ist heute ein wissenschaftlicher Bestandteil der Zahnheilkunde und hat sich zu einem Brückenglied zwischen Medizin und Zahnheilkunde entwickelt. Zwischen den Experten besteht ein Streit, ob eine Funktionsstörung durch die Okklusion oder durch andere Faktoren verursacht wird. Besonders in den USA wird heute der Einfluss der Okklusion bestritten. Liegt jedoch die Störung im zahnärztlichen Gebiet begründet, muss die Therapie immer durch eine Änderung des okklusalen Musters erfolgen. Man ist sich darüber einig, dass die Erkrankung in aller Regel mit Muskelverspannungen einhergeht. Worauf die Verspannungen allerdings zurückzuführen sind, führt zu großen Diskussionen unter den Experten. Ursächlich sind meiner Erfahrung nach die okklusalen Faktoren maßgebend, aber die psychische Komponente sollte nicht übersehen werden. Die entstehende Schädigung kann sich an den Zähnen, den Muskeln, den Gelenken oder im Knochen widerspiegeln.

Leider fristen Funktionslehre und instrumentelle Funktionsdiagnostik ein Mauerblümchen-Dasein an den deutschen Universitäten. Um das entsprechende Wissen und Verfahren zu erlernen, müssen sich die Zahnärzte nach ihrem Studium in vielen Kursen das nötige Rüstzeug aneignen. Da die Zahl der Fälle laufend ansteigt und die Wichtigkeit der Harmonie im zusammenhängenden Nerven-Muskel-System immer stärker erkannt wird, besteht hier ein sehr großer Nachholbedarf für dieses so wichtige zahnärztliche Gebiet.

8.3 Angewandte Kinesiologie

Kinesiologie befasst sich mit der Dynamik der Muskelfunktion und dem Einfluss der Muskelspannung auf strukturelle Komponenten des Körpers. Kinesiologie, angewandt in der Zahnheilkunde, bietet eine Analyse über die Bewegungen, Strukturen und Funktionen der Kiefer- und Zungenmuskeln sowie den Einfluss, den diese Bewegkräfte sowohl auf die zahnärztliche als auch auf die ganzheitliche Gesundheit haben.

Diese Muskeltestung ist ein diagnostisches Werkzeug von enormer Wichtigkeit geworden, seit man Haltungsmuster mit Zeichen von Muskelschwäche in Beziehung setzen und zuordnen kann. Zum Beispiel kann ein schief gehaltener Kopf auf einen schwachen Latissimus-Muskel hindeuten. Hier ist von angewandter Kinesiologie (»Applied Kinesiology«) im Rahmen der Physiotherapie die Rede. Speziell den zahnärztlichen Bereich hat George Eversaul als »Dental Kinesiology« erarbeitet, sehr früh aufgegriffen wurde er in Deutschland durch Dr. Jörg Born.

Kinesiologie basiert im Wesentlichen auf der Erkenntnis, dass ein in seinen Regelkreisen gestörter Muskel bei Beanspruchung nicht seine volle Widerstandsleistung erbringen kann. Der Muskel reagiert schwach oder »weich«, während ein energetisch nicht gestörter Muskel »stark« reagiert, das heißt, seine volle Widerstandskraft entfalten kann. Es ist immer wieder erstaunlich, wie selbst sehr alte Menschen bei entsprechend eingestellter optimaler Bisshöhe wieder einen sehr starken Testmuskel haben.

Aus der Akupunktur kennen wir die Regelkreiszuordnung der Organe und der Zähne. Auch die Muskeln sind in dieses ganzheitliche System integriert und können somit bei der Prüfung ihrer Widerstandskraft Aussagen über die Funktionstüchtigkeit des betreffenden Regelkreises machen. Diese speziellen Zuordnungen lassen sich nun durch den sogenannten Lokalisationstest (Berühren des zu prüfenden Areals mit einem Finger) weiter eingrenzen. Therapielokalisation, verbunden mit anderen Applied-Kinesiology-Verfahren, ist in der Lage, eigentlich alle Fehler und Fehlfunktionen aufzudecken, die einen Einfluss auf das Nervensystem haben. Das schließt alles ein: von Verrenkungen der Wirbelsäule bis zu Ungleichgewichten in den Energiefeldern des Körpers. Applied Kinesiology baut auf der Basis auf, dass der Körper niemals lügt. Die Chance, die Körpersprache zu verstehen, wird erhöht durch die Bestätigung, dass die Muskeln das »Mundwerk« der Körpersprache sind.

Für die Physiotherapie sind die kinesiologisch-therapeutischen Möglichkeiten auch von großem Interesse. So kann man über bestimmte Körperpunkte sowie durch Muskelmanipulation selbst Einfluss auf den muskulären Zustand nehmen und dadurch auch weitgehend auf den Regelzustand der inneren Organe. Für die Zahnheilkunde kann in geeigneten Fällen die Kinesiologie in wenigen Minuten die Möglichkeit einer ganzheitlichen Diagnostik ohne Geräteaufwand bieten.

Die Anwendungsmöglichkeiten liegen vor allem in der Diagnostik der Kiefergelenks-Erkrankungen, in der Totalprothetik und in der ganzheitlichen Therapie von Zahnbetterkrankungen. Die Kiefergelenks-Erkrankungen sind in ihrer Mehrzahl meistens keine Erkrankungen des Gelenks, sondern in erster Linie Erkrankungen der Kopf- und Gesichtsmuskulatur. So lässt sich z. B. in wenigen Sekunden feststellen, ob möglicherweise zwischen chronischen Kopfschmerzen und der Beziehungen der Zahnreihen zueinander ein ursächlicher Zusammenhang besteht.

Bei positivem Befund kann man sehr schnell festlegen, auf welcher Seite das Muskelfehlverhalten zu suchen ist und von welchen Muskelgruppen es ausgeht. Der kinesiologische Muskeltest kann eingesetzt werden bei der Anpassung von Aufbiss-Schienen, bei der Einschleifkorrektur der Okklusion sowie beim Auffinden schmerzender oder toter Zähne unter Brückenverbänden, was mit klinischen Mitteln manchmal sehr schwierig sein kann.

Weiterhin lässt sich auch leicht bestimmen, ob nach einer Entfernung nur der Zahn oder auch das Störfeld beseitigt worden ist und ob es notwendig ist, den Knochen noch einmal zu öffnen, was röntgenologisch häufig nicht möglich ist. Bei der Behandlung von Patienten mit Totalprothesen kann man mithilfe der Kinesiologie die sehr wichtige optimale Bisshöhe und Bisslage bestimmen sowie die Ursachen für Druckstellen auffinden.

8.4 Armlängenreflex nach van Assche

Der Armlängenreflex, aus der Kinesiologie entstanden und durch Zufall entdeckt, hat sich inzwischen zu einem umfangreichen hochsensiblen Diagnosesystem entwickelt. Zusammen mit der Physioenergetik, einer Synthese verschiedener anderer Methoden, ergibt sich so sehr schnell die Möglichkeit, die Ursache für eine Krankheit festzustellen.

Mit dem Armlängenreflextest wird weniger die Muskelkraft, als der neurologische Mechanismus des Muskels getestet. Zu Beginn der Testung wird überprüft, ob die Arme gleich lang sind. Ist dies der Fall, befindet sich der Körper sowie sein Nervensystem in einem ausgeglichenen Zustand. Nun setzt man einen Reiz, indem der Patient mit seinen Zeige- und Mittelfingern die Kiefergelenke berührt und die Zähne fest zusammenbeißt. Bei einer vorhandenen Störung im Gelenkbereich wird dadurch das Gehirn unter Stress gesetzt, was sich reflektorisch über die Muskelketten sofort in Form einer Armlängendifferenz bemerkbar macht. Die Größe der Differenz deutet auf die Stärke der Störung hin.

Ich benutze den Test, um bei Patienten mit Fehlfunktionen im Kausystem festzustellen, ob ich es mit Stress zu tun habe, der von oben nach unten wirkt oder umgekehrt. So kann ich sehr schnell feststellen, inwieweit die Ursache im Kieferbereich, im Beckenbereich oder in der Verschiebung einzelner Wirbelkörper zu suchen ist.

Das heißt, ich habe in wenigen Minuten Gewissheit, ob ich mit der Therapie im Kieferbereich beginnen kann oder ob ein Manualtherapeut zunächst die Wirbelsäule vorbehandeln muss und wie viele Korrekturen im Kausystem noch notwendig sind.

8.5 Das Biotensor-Verfahren

Das Biotensor-Verfahren ist inzwischen nicht mehr ganz neu und basiert auf zahlreichen ungewöhnlichen Entdeckungen, die der Begründer der Bioplasma-Lehre, Dr. Josef Oberbach, auf dem Gebiet energetischer, bioenergetischer und bioplasmatischer Strahlenphänomene gemacht hat. Auf dem medizinischen Sektor ermöglicht die Biotensor-Methode genaue, ursächliche und schnelle Diagnosen – ohne jeden Eingriff in den Körper. Diagnostiziert wird das Bioplasma (die Lebensenergie) des Menschen. Die Biotensor-Methode liefert mithilfe verschiedener Diagnose- und Analyse-Formblätter sowie dazugehöriger fallbezogener Therapiemittel bis ins Kleinste gehende Angaben über Ursache, Entwicklung und Zustand der Erkrankung.

Auch die kompliziertesten physikalischen Hilfsgeräte sind dazu nicht in der Lage, weil ihnen das absolut notwendige Bioplasma fehlt. Die Atomphysik hat mit großen Verdiensten sichtbar gemacht, dass letzten Endes alles aus Atomteilchen und subatomaren Teilchen besteht. Deshalb spricht die moderne Physik auch nicht mehr von Materie, sondern nur noch von Energie.

Der Mensch und alles andere Sichtbare ist nur materialisierte Energie, wie zum Beispiel Wasser – in flüssiger Form, als Dampf oder Eis. Es bleibt immer Wasser, hat nur einen anderen Aggregatzustand. Alle Lebensvorgänge sind nur durch das Vorhandensein der drei Energiekräfte Elektrizität, Magnetismus und Atomenergie möglich. Unsere Gesundheit ist absolut abhängig von dieser Energie. Kein physikalischer oder chemischer Vorgang im menschlichen Körper vollzieht sich ohne die vorgenannten Energien, die bioplasmatisch jeder selbst erzeugt: das ist Leben, Vita.

Jeder lebende Organismus nimmt sowohl positive als auch negative Strahlen auf und gibt sie auch ab. Das geht ganz glatt vor sich, denn im Kosmos sind stets alle Strahlen mit ihren verschiedenen Wellenlängen und Frequenzen in schier unübersehbarer Menge und Mannigfaltigkeit vorhanden. Daher kommt kein Organismus jemals zu kurz, sondern findet stets das zu ihm Passende. Alle anders gearteten Strahlungen stören das harmonische Gleichgewicht zwischen dem pflanzlichen, tierischen oder menschlichen Organismus und dem Kosmos mit allen seinen traurigen Folgen. Daher widersetzt sich der Körper gegen sie, solange es irgend geht. Das funktioniert ungefähr wie bei einem Radio, dessen Membranen auch nur das ihnen Zusagende annehmen, alle anderen Wellenlängen kommen nicht in Betracht.

Wie der Herzschlag und die Atmung autonome Einrichtungen sind und energetisch funktionieren, so ähnlich verhält es sich mit unserer Sensorik (Thalamus). Das System, das sich jedes Lebewesen, ob Pflanze, Tier oder Mensch, im Laufe seiner Entwicklung geschaffen hat, um sich speziell mit dieser »strahlenden Umwelt« auseinandersetzen zu können, bezeichnen wir als das vegetative System (autonom, nicht dem Bewusstsein unterworfen). Der Stand der Leistungsfähigkeit dieses gesamtvegetativen Systems kann mit dem von Oberbach entwickelten Biotensor nicht nur in seiner Ganzheit erfasst, sondern auch in Teilbereichen genau bezüglich seines augenblicklichen Befindens in Richtung Gesundheit oder Krankheit getestet werden.

Das gesamtvegetative Nervenfasersystem, das bei einem erwachsenen Menschen die ungeheure Gesamtlänge von über 400.000 Kilometern ausmacht (von Anatomen nachgewiesen), kann und könnte auch in Zukunft von keinem noch so raffinierten Computersystem annähernd nachgeahmt werden. Könnte man zum Beispiel das fantastische Steuerungssystem der 10 Milliarden Gehirnzellen eines Menschen im Sinne modernster Technik auf engstem Raum unterbringen, so würde dieser Apparat immerhin ein Volumen erreichen, welches das gesamte Empire State Building in New York ausfüllen würde.

Dieses sogenannte Neurovegetativum, das selbstverständlich auch den ganzen Körper durchzieht, stellt ein riesiges schwammartiges Gebilde elektrisch leitfähiger Substanzen dar, in denen der Energiefluss unseres Lebens, dauernd pulsierend, ungehindert strömen muss, um die volle Gesundheit aller Organe zu gewährleisten. Unterstützt wird diese Funktion des neurovegetativen Systems von sämtlichen Körperdrüsen, die ebenfalls zum Gesamtvegetativum gehören, wie die Hypophyse, Epiphyse, Schilddrüse, Thymusdrüse, Milz, Nebennieren, Pankreas und Keimdrüsen. Diese Körperdrüsen sind identisch mit den Chakren (Energiezentren) und ihre Ladung bzw. Blockade ist bioenergetisch messbar.

Eine außerordentlich wichtige Leistung im vegetativen Gesamtgeschehen nehmen Blut und Lymphe ein. Das Blut kann auch als flüssiges Nervensystem bezeichnet werden. Die Lymphe (bis zu 15 Liter beim Erwachsenen) ist das Substrat, in dem sämtliche chemischen Reaktionen in unserem Körper ablaufen (pro Minute etwa 5.000 an der Zahl).

Genau diese drei Systeme, Vegetativum, Blutfluss und Lymphfluss, werden als erste durch dentalen Stress blockiert. Hier kann mithilfe des Biotensors sehr schnell festgestellt werden, wo die Ursache für den Stress zu suchen ist (Kiefergelenk-Fehlstellung, Odonton, tote Zähne, Okklusionsstörungen, Blockaden einzelner Wirbel).

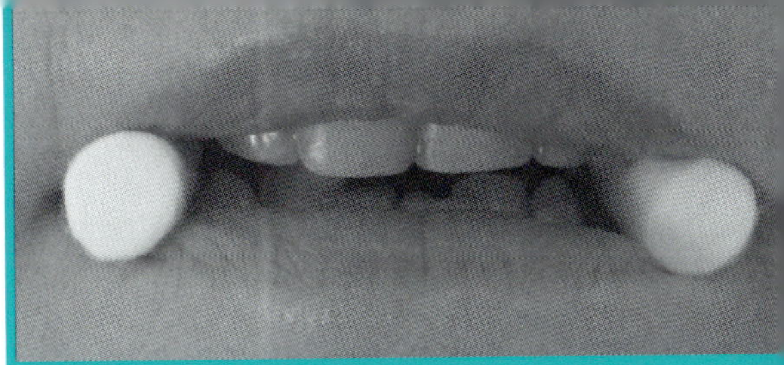

Abb. 30 – Unterbrechung des Regelkreises durch Watterollen zwischen den Zahnreihen

8.6 Der Meersseman-Test

Der von Dr. Meersseman entwickelte Test ist ein Schnelltest, mit dem sich sehr leicht feststellen lässt, ob es sich um eine aus dem stomatognathen System absteigende Ursachenkette handelt. Der Test besteht darin, den Regelkreis Zähne/Kiefergelenk/Wirbelsäule zu unterbrechen. Patienten, die unter dentalem Stress leiden, haben fast immer auch eine Beckenschiefstellung, ausgelöst über die Muskelketten. Wenn ich nun diesen Regelkreis unterbreche, am besten indem ich Watterollen oder ein zusammengefaltetes Tempotaschentuch zwischen die Zahnreihen lege, werden bei absteigender Ursachenkette der Beckenschiefstand und andere Fehlstellungen verschwinden (Abb. 30). Damit wird die im Allgemeinen schon vorher klinisch festgestellte zahnärztliche Ursache bestätigt.

Dieser Test ist auch für Patienten sehr gut geeignet, bei denen die Ursache der Probleme im Kausystem liegt. Bevor mit einer Therapie begonnen werden kann, können sie sich selber helfen, indem sie sich eine Watterolle oder ein gefaltetes Papiertaschentuch zwischen die Zähne legen. In den meisten Fällen lassen so die Verspannungen nach.

9.
Drei exemplarische Fälle

Glücklicherweise sind nicht alle Fälle so komplex und umfangreich wie die drei nachfolgend beschriebenen. Sie zeigen deutlich, wie groß die Symptomatik ist und welch einen langen Leidensweg Patienten oftmals hinter sich haben, bis die richtige Diagnose »Dysfunktion des Kausystems« gestellt wird. Um die Rekonstruktion des manchmal desolaten Kausystems vorzunehmen, das die Beschwerden hauptsächlich verursacht, bedarf es nun eines entsprechend ausgebildeten Zahnarztes.

Die Behandlung kann allerdings häufig nur in Kombination mit Physiotherapeuten, Osteopathen oder Cranialtherapeuten erfolgen, da sozusagen das gesamte System Mensch »aus den Fugen« geraten ist.

Da die gnathologische Therapie unter neuromuskulären Gesichtspunkten von den gesetzlichen Kassen so gut wie gar nicht bezuschusst und auch von den privaten Kassen nur widerwillig und mit Einschränkungen gezahlt wird, wird sie von der Mehrheit der Kollegen nicht angewandt. In der Bevölkerung ist diese Therapie darüber hinaus so gut wie unbekannt. Auch politisch sind Bestrebungen im Gange, die Zahnmedizin wieder auf den Reparaturdienst und die Zahnklempnerei zu beschränken.

Unter Zugrundelegung des vorher Gesagten ist dies jedoch der völlig falsche Weg, denn aufgrund der Dominanz der Zahnmedizin in puncto Gesundheit des Menschen sollte das zahnärztliche Studium entsprechend aufgewertet und unter ganzheitlichen Gesichtspunkten strukturiert werden.

Ich möchte nun die Fälle dreier Patientinnen vorstellen, die ich im Anschluss kommentieren werde. Die ersten zwei wurden von den Patientinnen persönlich niedergeschrieben, der dritte basiert auf einem Fragebogen zur Befundaufnahme.

1. Fallstudie Patientin I. T.

Verlauf

- 1968 Entfernung eines entzündeten Zahnes im Oberkiefer rechts oben. Röntgendiagnose: Mit der Wirbelsäule stimmt etwas nicht. Noch keine Schmerzen.
- Ende 1970 Auftreten von heftigen Schmerzen in der rechten Gesichtshälfte. Zahnarzt kann nichts finden, plombiert später ein paar Zähne auf Verdacht. Aussage des Hausarztes ohne Untersuchung: »Du hast nichts!«.
- Anfang 1971 Panorama-Aufnahme des Kiefers. Alle 4 Weisheitszähne im Kiefer, kein Platz fürs Durchkommen, innerhalb weniger Wochen ambulante operative Entfernung der Weisheitszähne, zusätzlich Entfernen der letzten Backenzähne. Nach Entfernung des letzten Backenzahnes oben rechts starke Entzündung im Kiefer, Antibiotika. Nach Abheilen der Wunden blieben weiterhin starke Schmerzen, hauptsächlich rechts.
- Juli 1971 Kreislaufkollaps, bewusstlos umgefallen auf einem einsamen Feldweg, erst nach Stunden gefunden, verdreht auf der rechten Seite liegend, weiterhin starke Schmerzen rechts.
- Essener Klinik: Entfernung eines weiteren Zahnes im rechten Oberkiefer, anschließend anfallsweise unerträgliche Schmerzen, besonders bei der Nahrungsaufnahme. Alle plombierten Zähne sind nicht in Ordnung, werden gesäubert und neu gefüllt und etwas später ganz entfernt (zwischen 1971 und 1973).
- 1972 Neurologie: Schlechtes EEG (Verdacht auf Epilepsie)
- Entfernung des rechten Schneidezahnes oben, Anfertigen einer Klammer mit Ersatzzähnen (nur oben). Weiterhin starke Schmerzen auf der rechten Seite (Gesicht, Schulter- und Brustbereich, verdrehtes Körpergefühl). Diagnose: Trigeminusneuralgie
- Anfang 1977 Mandeloperation.
- Ende 1979 Überkronen der Zähne oben und unten, plus Geschiebe (Halteelement).
- Ende 1981 Blinddarmoperation.
- 1982 beidseitige Nierenoperationen wegen Entfernung von Nierensteinen.
- 1985 Beginn der Darmbeschwerden und der immer wiederkehrenden Rückenprobleme.

- 1986 Hämorrhoidenoperation.
- 1987 Ohrakupunktur links mit Dauernadel, mit der Folge einer sehr schmerzhaften Entzündung der Ohrmuschel, die dann 1991 wegen Arrosion des Knorpels im Bereich der Einstichstelle zur Operation führte. Nach dem Setzen der Dauernadel erstmaliges Auftreten von Schmerzen auf der linken Seite (Kopf, Schläfe, Stirn, Augenbereich).
- 1990 infolge Quetschungen meinerseits Entzündung über dem linken Ohr mit heftigsten Schmerzen. Diagnose: Narbenstörfeld.
- Weiterhin starke Schmerzen; erst eher links, später im Wechsel rechts/links.

Unterschiedlichste Diagnosen:

- Kopf: Atypischer Halbseitenkopfschmerz, atypischer Gesichtsschmerz, Trigeminusneuralgie, Spannungskopfschmerz, Horton-Syndrom, Myofaziales Syndrom, Algagenes Psychosyndrom.
- Rücken: Rheumatoide Arthritis, Bechterew, Multiple Sklerose, Skoliose, Verspannungen, Blockierungen, Beckenschiefstand, Instabilität der Wirbelsäule, HWS/LWS-Syndrom etc.
- Ende 1994 Erneuerung aller Kronen, 5 Brücken, mehr Probleme als vorher (Zahnfleischentzündungen, Herausfallen einer Brücke, Bruch einer Brücke, starke Schmerzen beim Kauen, vor allem unten rechts, wechselnde Schmerzen an verschiedenen Zähnen).
- 1997 Aufbiss-Schiene: Keine Besserung!
- 1998 Rückverlegung des Anus praeter (künstlicher Darmausgang).

Kommentar:

Dieser Fall ist besonders tragisch, da er sich über mehrere Jahrzehnte hinzieht und in diesen ganzen Jahren eine Vielzahl von unnötigen Eingriffen erfolgt sind, die alle darauf zurückzuführen sind, dass niemand die eigentliche Ursache für die Beschwerden erkannt und beseitigt hat.

Es besteht die Möglichkeit, dass eine gewisse Veränderung in der Wirbelsäule bereits vorhanden war, an die sich der Körper angepasst hatte. Durch die Art der Entfernung des Zahnes im Jahre 1968 ist jedoch entweder eine Verschiebung in der Halswirbelsäule erfolgt oder eine bereits vorhandene leichte Verschiebung verstärkt worden. Zumindest wird bei einer kurze Zeit später erfolgenden Röntgenaufnahme der Wirbelsäule eine Veränderung festgestellt. Es erfolgt jedoch keine Behandlung.

Nachdem sich nun aufgrund der Wirbelverschiebungen über die vergangenen Monate Muskelverspannungen aufgebaut haben, kommt es jetzt zu Schmerzen im rechten Gesichtsbereich.

Die Odyssee der Patientin beginnt. Auf Verdacht werden diverse Behandlungen durchgeführt, die eigentliche Ursache wird jedoch nicht gefunden.

Anfang 1971 zeigt eine Aufnahme des gesamten Kiefers verlagerte bzw. nicht durchgebrochene Weisheitszähne, die auch ursächlich für Schmerzen im Kiefer und Gesicht sein können. Die zusätzliche Entfernung der letzten Backenzähne war unter Umständen gar nicht notwendig. Zur Beseitigung der Entzündungen werden Antibiotika verordnet, was zu einer Veränderung der Bakterienzusammensetzung im Darm und zur Schwächung des Immunsystems führt.

Der Kreislaufkollaps und die Bewusstlosigkeit sprechen deutlich dafür, dass der erste Halswirbel bereits bei der Behandlung im Jahre 1968 verschoben wurde, worauf auch die nachfolgenden Beschwerden deuten. Die Ursache wird jedoch weiterhin nur an den Zähnen gesucht und infolge dessen werden verschiedene Zähne entfernt.

Das schlechte EEG (Elektroenzephalogramm) bestärkt den Verdacht auf eine Verschiebung des ersten Halswirbels, da dadurch eine Minderdurchblutung des Gehirns und nervliche Störungen verursacht werden. Die Schmerzen sind jetzt nicht mehr nur auf das Gesicht beschränkt, sondern wandern von oben nach unten. Das subjektive Gefühl der Körperverdrehung entspricht den objektiven Gegebenheiten der veränderten Wirbelsäule. Weiterhin ist auch die Trigeminusneuralgie als Diagnose eigentlich nicht richtig, obwohl natürlich der Trigeminus mit den Schmerzen zu tun hat.

In den folgenden Jahren werden verschiedene Operationen durchgeführt, die – mit einem gewissen spekulativen Vorbehalt – bei frühzeitiger richtiger Ursachenbeseitigung wahrscheinlich nicht notwendig gewesen wären.

Die verstärkten Darmprobleme (Einklemmen von Arterien und Nerven in der Wirbelsäule) und die inzwischen ständigen Rückenschmerzen sind bei der Vorgeschichte eindeutig eine Folge der vorangegangenen zahnärztlichen Behandlung.

In den folgenden Jahren bringen auch die verschiedenen Behandlungsversuche in Kliniken, bei Ärzten und Heilpraktikern mit den unterschiedlichsten Diagnosen für die Kopf- und Rückenschmerzen keine Besserung. Die immer wieder erfolgenden Röntgenaufnahmen zeigen die verschiedensten Veränderungen der Wirbelsäule, aber es erfolgt keine Behandlung der festgestellten Störungen und folglich keine Beseitigung der Beschwerden und Schmerzen. Inzwischen wird auch die Psyche für die Probleme verantwortlich gemacht.

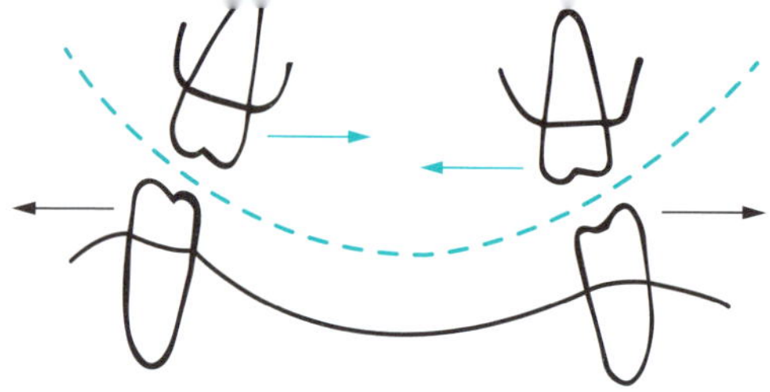

Abb. 31 – Bei ungleicher Größe des Oberkiefer- und Unterkieferbogens entsteht manchmal eine falsche Abkauung der Zähne. Auch zu sehen bei falscher Herstellung von Prothesen. Das führt zu Fehlbelastungen in der Schädelstatik und bei den Prothesen. Da sowohl der Oberkiefer- als auch der Unterkieferknochen beweglich ist, führt der falsche Druck auf die Zähne zu einer andauernden Verspannung.

Die beschriebenen Behandlungen und Zwischenfälle zeigen deutlich, dass hier von Seiten des Zahnarztes schlecht gearbeitet wurde, unabhängig von der eigentlichen Beschwerdeursache. In der Art, wie die Brücken konstruiert waren, wurde die gesamte Statik des Kopfes negativ beeinflusst. Das musste bei dem schon vorhandenen dentalen Stress die Beschwerden verstärken.

Die Abb. 31 zeigt, wie das Gebiss rekonstruiert wurde und dass dadurch Schmerzen an den Zähnen und beim Kauen auftreten mussten. Der Einsatz einer Aufbiss-Schiene lässt erkennen, dass hier wahrscheinlich zum ersten Mal der Gedanke auftaucht, dass dentaler Stress als Ursache für die Beschwerden in Frage kommt. Der Erfolg stellte sich mit dieser Schiene allerdings nicht ein, da sie an der bestehenden schlechten Situation nichts änderte.

Anfang 1999 habe ich die Patientin zum ersten Mal untersucht. Die Vorgeschichte sowie die gezielte Untersuchung mit entsprechenden Tests zeigten eindeutig, dass die Ursache im Gebiss-System lag und dass hier die Therapie anzusetzen hatte.

Nach über einjähriger Vorbehandlung durch Veränderung der Aufbiss-Schiene und Stabilisierung des Unterkiefers ist die Patientin beschwerdefrei und gewinnt ihren Lebensmut zurück. Parallel zur zahnärztlichen Therapie erfolgte die Behandlung der Wirbelsäule nach der Methode Dorn und eine Begleittherapie mit biologischen Medikamenten.

2. Fallstudie Patientin E. C.

Verlauf

- Mai 1993 Entfernung eines Backenzahnes; zwei Zähne überkront mit einem Halteelement. Schmerzen bis 7. Januar 1994; danach wird das Halteelement wieder entfernt.
- April 1994 Wurzelrest wird entfernt, danach Schmerzen am Kiefer und Eckzahn auf der rechten Seite.
- Sept. 1994 Erneute Zahnoperation, immer noch Schmerzen. Der Arzt bezeichnet mich als nervenkrank. Entfernung des Eckzahns, Entzündung wird fünf Wochen lang behandelt, weiterhin Schmerzen am ganzen Oberkiefer; auf eigenen Wunsch Entfernung der restlichen acht Zähne.
- Okt. 1994 einwöchiger Krankenhausaufenthalt auf der Inneren Station wegen Kopfschmerz und Schwindel. Diagnose: ohne Befund.
- 1995 Besuch beim Hals-Nasen-Ohrenarzt. Diagnose: ohne Befund.
- Besuch beim Neurologen; EEG; Ultraschalluntersuchung des Halses ohne Befund; Behandlung mit Schmerzmittel Sirtal; weiterhin Schmerzen auf beiden Seiten und am Oberkiefer.
- März 1996 Krankenhausaufenthalt; Knochenbegradigung auf der rechten Seite; die Schmerzen auf der rechten Seite hören auf, die linke Seite des Oberkiefers schmerzt immer noch.
- April 1996 Es erfolgt eine weitere Operation wegen einer Knochenhautentzündung; nach sechs Wochen wieder Schmerzen; Behandlung mit Megazelin – ohne Erfolg; ständiges Kopfdröhnen und Augenflimmern.
- Juni 1996 erneuter Krankenhaushausaufenthalt; Befund: Augendruck rechts gestiegen; weitere Behandlung mit Sirtal sowie Spritzen – ohne Erfolg!

Kommentar:

Auch dieser Fall zeigt wieder eine mehrjährige Leidensgeschichte. Die Patientin hatte schon vorher Veränderungen in der Wirbelsäule, und das Gebiss war auch nicht optimal versorgt, aber der Körper hat diese Störungen immer noch ausgleichen können.

Als nun im Mai 1993 wieder ein Backenzahn gezogen wird, bricht das System sozusagen zusammen. Der Körper kann diese erneute Störung in der Statik nicht mehr ausgleichen und der Leidensweg durch die Institutionen beginnt.

Es kommt zu Muskelverspannungen, die sich nun nicht mehr lösen können, so dass die Patientin starke Zahnschmerzen bekommt. Die prothetische Versorgung schlägt fehl und die Schmerzen steigern sich im Laufe der Monate so weit, dass die Patientin bereit ist, sich sämtliche Zähne im Oberkiefer ziehen zu lassen, was durchaus nicht ungewöhnlich ist. Durch den beständigen Zug der Muskulatur an den Kieferknochen und die ständige Reizung des Trigeminusnervs können allerdings nicht nur die Zähne stark schmerzen, sondern auch die Bereiche des Kiefers, in denen sich gar kein Zahn mehr befindet. Aufgrund dieser Tatsache folgten die mehrmaligen Knochenoperationen.

Da die Ursache aber völlig anderer Natur ist, verschwinden die Beschwerden nicht, sondern es kommen im Gegenteil durch diese Operationen noch neue Störfelder (Narben) hinzu. Auch während mehrmaliger stationärer Krankenhausaufenthalte wird die Ursache nicht gefunden. Niemand hat sich während dieser Zeit die Wirbelsäule angeschaut, obwohl das doch meines Erachtens nach naheliegend gewesen wäre. Stattdessen wurden die üblichen Untersuchungen durchgeführt und Röntgenaufnahmen und Computertomogramme gemacht; immer mit dem Endresultat: ohne pathologischen Befund.

Dreieinhalb Jahre nach den ersten Beschwerden kommt die Patientin auf Empfehlung zu mir. Sie hat ein ständiges Kopfdröhnen und Augenflimmern, kann nicht mehr einkaufen gehen, da ihr ständig schwindelig wird. Sie schläft nur noch im Sitzen, da sich die Beschwerden im Liegen verstärken.

Die Patientin erzählt, dass sie seit einem dreiviertel Jahr ihre Prothese im Oberkiefer nicht mehr trägt, weil sie wackelt und sie sowieso nicht damit essen kann. Die Untersuchung der Wirbelsäule zeigt, unter anderem aufgrund der fehlenden Abstützung des Unterkiefers durch die Oberkieferprothese, eine Verschiebung des ersten Halswirbels, eine Beckenverschiebung, eine seitliche Verkrümmung sowie eine Verbiegung der Wirbelsäule nach vorne.

Die Stabilisierung des Unterkiefers durch eine neue Oberkieferprothese und Behandlung der Wirbelsäule durch einen Physiotherapeuten brachte die Beschwerden nach gut einer Woche zum Verschwinden. Zur Kontrolle kam eine glücklich strahlende Patientin in die Praxis.

3. Fallstudie Patientin M. I.

Verlauf

- Die Befundaufnahme mithilfe eines Fragebogens zeigte ein umfangreiches Beschwerdebild. Die Patientin hatte früher zu niedrigen Blutdruck, in letzter Zeit lag der untere Wert zeitweise bei 100. Bei Wetterumschwung leidet sie manchmal an starker Atemnot. In letzter Zeit hat sie Verstopfung, davor zeitweise Durchfall. Sie kann kein kaltes Wasser vertragen und hat Probleme mit der Schilddrüse, wogegen sie Medikamente nimmt. Weiterhin hat ein Bluttest ergeben, dass sie allergisch auf Gräserpollen reagiert. Aufgrund einer vegetativen Dystonie hat sie sich einer Therapie unterzogen, jedoch ohne Erfolg, da die Beschwerden körperlicher Natur sind. Sie hat Angst vor Medikamenten, leidet unter Herzrasen, blau anlaufenden Händen sowie einer Steifheit der Hände, Arme, Beine und Schultern.
- Die zahnärztliche Befundaufnahme ergab, dass sie sich beim Kauen auf Zunge und Wange beißt, dass ihr schwindelig wird, wenn sie den Kopf nach vorne neigt und dass ihre Kiefergelenke auf beiden Seiten Geräusche machen. Gelegentlich leidet sie unter Zungenbrennen sowie einem trockenen Mund und morgens hat sie oft Kopfschmerzen. Ihr wurden drei Weisheitszähne gezogen und ihr Zahnarzt hat eine Kiefersperre behandelt. Bei ihrer letzten Zahnbehandlung wurde ein Zahn verblockt.

Kommentar:

Wenn man die spezielle medizinische Befundaufnahme durchliest, fällt auf, dass die bestehenden Beschwerden sehr wechselhaft sind und häufig in das genaue Gegenteil der vorliegenden Störung übergehen. Das zeigt, dass das autonome vegetative Nervensystem konstant gereizt wird. Ein ganzheitlich ausgebildeter Mediziner muss in diesem Fall auch an ein Störfeld aus dem Zahnbereich denken, nämlich an die Weisheitszähne, denn diese haben einen Bezug zu folgenden Bereichen: Herz = Blutdruck, Herzrasen; Dünndarm = Verdauung; Schilddrüse = hormonelles System; Zentralnervensystem = vegetative Dystonie; Immunsystem = Allergie; Halswirbelsäule = Steifheit von Händen, Armen und Schultern.

Bei der zahnärztlichen Befundaufnahme wird dieser Verdacht, dass die Weisheitszähne als mögliches Störfeld fungieren, zumindest erhärtet. Ob er zutrifft, müssen jetzt die Testverfahren bestätigen bzw. ausschließen. Zusätzlich zu dieser Problematik besteht auch ein dentales Stress-Syndrom, denn die Beantwortung der den Zahnarzt betreffenden Fragen zeigt eindeutig, dass hier Muskelverspannungen vorliegen.

Das Beißen auf Zunge und Wange deutet darauf hin, dass die Unterzungenmuskulatur verspannt ist und nicht störungsfrei funktioniert. Das führt dazu, dass sich die Zunge einseitig etwas verschiebt und zwischen die Zähne geraten kann. Unter Umständen kann es auch sein, dass die Patientin zur Stabilisierung des Unterkiefers während der Nacht unbewusst die Zunge bzw. Wangen zwischen die Zähne legt und gleichsam als Stabilisierungsschiene benutzt.

Schwindel beim Neigen des Kopfes nach vorne deutet sehr stark auf eine Verschiebung des ersten Halswirbels hin. Der erste Halswirbel und die Kiefergelenke sind sowohl funktionell als auch energetisch untereinander verbunden. Die Verschiebung des ersten Halswirbels wird bei bestimmten Bewegungen verstärkt, wodurch Nerven gereizt und die Gehirndurchblutung verschlechtert wird; die Folge: Schwindel. Die positive Beantwortung der Frage nach Gelenkgeräuschen zeigt eindeutig, dass hier eine funktionelle Störung im Kausystem vorliegt, denn die Gelenke können nicht einwandfrei und störungsfrei arbeiten.

Die morgendlichen Kopfschmerzen deuten darauf hin, dass die Patientin nachts unablässig mit dem Gebiss arbeitet und dadurch die Muskeln morgens stark verspannt sind. Meistens wachen die Patienten auch nachts öfter mal mit Kopfschmerzen auf, was verständlicherweise nicht zu der erforderlichen Nachtruhe beiträgt.

Dass die nächste Frage nach Verkrampfungen im Kopf, Nacken und Hals positiv beantwortet wird, ist fast zwangsläufig vorgegeben. Da die Kau- und Halsmuskulatur eine funktionelle Einheit bilden, ist es sehr selten, dass hier keine Verspannungen zu finden sind.

Die Trockenheit und das Brennen im Mund deuten in diesem Zusammenhang auf dentalen Stress als Ursache hin, denn durch ihre Vernetzung untereinander werden die Nerven, die die Zunge und die Speicheldrüse versorgen, gereizt. Auch die Tatsache, dass die Patientin kein kaltes Wasser verträgt, deutet darauf hin. Der Zungenschlundnerv ist gereizt und weist dadurch eventuell dieses Symptom auf.

Dieser Fall ist besonders interessant, da er deutlich zeigt, wie viele Spezialisten für die verschiedenen Krankheitsbilder unter Umständen von den Patienten aufgesucht werden müssen. Als erstes geht der Patient in der Regel zu seinem Hausarzt. Dann folgt oftmals – je nach Beschwerden – der Gang zum Kardiologen (Blutdruck, Herzrasen), Enterogastrologen (Verdauungsstörungen), Allergologen (Allergien), Endokrinologen (Schilddrüse), Internisten (Schwindel, Zungenbrennen, trockener Mund), Neurologen (Schwindel, Kopfschmerzen, vegetatives Nervensystem) oder Orthopäden (Schwindel, Kopf-, Hals-, Nackenverkrampfung).

Vielleicht ist jeder dieser Spezialisten hervorragend in seinem Fachgebiet, aber die notwendige ganzheitliche Sicht der Zusammenhänge im menschlichen Körper fehlt. Für den Patienten ist dies natürlich tragisch, da ihm häufig nicht geholfen werden kann. Manche Patienten besitzen ganze Aktenordner mit zum Teil wundersamsten Diagnosen, die mit der eigentlichen Ursache der Beschwerden rein gar nichts zu tun haben.

Dadurch wird deutlich, dass eine immer stärkere Spezialisierung der falsche Weg ist und man wieder zu einer ganzheitlich ausgerichteten Ausbildung zurückfinden muss. Darüber hinaus ist auch eine verstärkte Zusammenarbeit der verschiedenen Fachrichtungen absolut notwendig.

10. Therapeutische Möglichkeiten

Galilei, Descartes, Newton, um nur einige zu nennen, lieferten im 17. Jahrhundert das mechanistische Weltbild, das auch heute noch die Grundlage der modernen Medizin ist. Der kranke Mensch wird zur Maschine reduziert, Körper und Seele werden getrennt. Die Medizin versucht, die wissenschaftlichen Theorien und Therapieansätze auf die grundliegenden Naturwissenschaften der Newtonschen Physik und Chemie zurückzuführen. Dies gelingt nicht, denn diese sind inzwischen längst überholt, das heißt, die moderne Medizin hat keine wissenschaftliche Basis mehr. Sie hat die Entwicklung der letzten 100 Jahre verschlafen. Die moderne Physik (siehe Einstein), die Quanten- und Wellentheorie brachten die ganzheitliche Sichtweise in das Forscherbewusstsein und Situationen wurden wieder in ihrer Gesamtheit betrachtet.

Aufgrund des noch immer vorherrschenden linear-analytischen Verständnisses von Ursache und Wirkung werden immer nur körperliche, organische Faktoren als Schmerzursache gesucht. Falls diese nicht gefunden werden, was eben in vielen Fällen vorkommt, werden die Patienten als Simulanten bezeichnet oder als psychisch gestört hingestellt. Selbstverständlich ist ein Patient mit chronischen Schmerzen auch psychisch belastet, denn im Zentralnervensystem werden die gleichen Gehirngebiete angesprochen.

Die meisten Therapien werden danach bewertet und erforscht, wie gut sie isolierte Schmerzen und Symptome beseitigen können (Rücken-, Kopf-, Herzschmerzen). Aber diese Art der Schmerzbehandlung ist ein grausamer Schwindel. Die Schmerzen des Patienten mögen reduziert oder beseitigt sein, aber trotzdem kann der Gesamtstress auf den Körper erhöht sein.

Dasselbe Problem besteht bei ernährungsbedingter Therapie. Eine Person nimmt Vitamine und Mineralien für die Kopfschmerzen. Der Kopfschmerz mag verschwunden sein – aber sechs Monate später entwickelt die Person schwere Rückenschmerzen, das Problem hat sich nur verlagert. Dies gilt für die meisten Therapien, denn sie werden nur unter dem Gesichtspunkt entwickelt, wie gut sie die unmittelbaren Symptome beseitigen. Das kann extrem in die Irre führen und ist in vielen Fällen gefährlich.

Der Mensch muss als Einheit betrachtet werden. Man kann behandeln, wo es weh tut, oder man behandelt die Ursache. Das Bestreben muss immer sein, die Ursache zu lokalisieren und zu behandeln. Dann ist auch der heute so viel zitierte »Memory Effekt« für den Schmerz beseitigt.

Sechs Millionen Menschen ringen täglich mit einem Feind, der in ihrem Körper sitzt: dem Schmerz. Er bohrt, zieht und sticht oft ohne Unterlass. Die meisten Schmerzpatienten klagen über Migräne, Rückenschmerzen, Spannungskopfschmerzen und Gesichtsschmerzen. Laut Statistik suchen sie im Schnitt bei 10 bis 18 Ärzten Hilfe – aber keiner kann ihnen den Schmerz nehmen. Warum? Weil sie immer nach akuten Schmerzursachen fahnden, wie zum Beispiel Bakterien. Bei den meisten Formen des chronischen Schmerzes, die länger als sechs Monate andauern, können die Ärzte die Auslöser aber nicht dingfest machen.

Die Kinesiologie und die Elektroakupunktur haben klar bewiesen, dass jeder Zahn mit einem Muskel und einem Körperorgan verbunden ist. Das bedeutet, dass eine einwandfreie Okklusion einen außerordentlich wichtigen Einfluss auf die Gesundheit einer Person hat, denn alle Körpersysteme sind durch den dentalen Stress beeinflusst.

Eine weitgehende Normalisierung aller Körpersysteme wird beobachtet, wenn sich die Körperhaltung normalisiert. Während der Untersuchung und Bewertung des Patienten muss der Zahnarzt den Sachverstand besitzen, um mögliche Kopf-, Hals- und Beckenprobleme zu beleuchten. In bestimmten Fällen wird sich die Überweisung an einen Physiotherapeuten oder Chiropraktiker, entsprechend ausgebildet in cranialen Techniken und kompletter Körpermechanik, oder Osteopathen als nützlich erweisen, bevor eine zahnärztliche Behandlung erfolgt.

Wir müssen also zu einer interdisziplinären Zusammenarbeit kommen, um das Optimum für den Patienten zu erreichen. Es geht nicht, dass jeder nur sein Spezialgebiet bearbeitet und die Zusammenhänge im Organismus unbeachtet lässt. Auch die Zahnheilkunde kann nicht länger die von anderer Seite geprüften Fakten ignorieren. Sie muss sie in ihre tägliche Arbeit mit einbeziehen oder zumindest berücksichtigen (Herde als mögliche Störfaktoren, der Bewegungsrhythmus von Hinterhaupt- und Kreuzbein, der Einfluss des Kausystems auf die Wirbelsäule).

Eine sinnvolle Therapie ist immer nur dann möglich, wenn aufgrund einer Befunderhebung die einzelnen Faktoren einer mehrfachen Ursachenkette klar erkannt werden und eine einwandfreie Diagnose vorliegt. Aufgrund der komplizierten und vielschichtig zusammengesetzten Entstehungsweise der Myoarthropathien (Muskel-Gelenk-Erkrankungen) umfassen die therapeutischen Maßnahmen ein weites Spektrum.

Was auch immer für eine zahnärztliche Behandlung durchgeführt wird, sei es zum Beispiel eine Prothese, eine Kiefergelenk-Behandlung oder die Wiederherstellung einer einwandfreien Unterkieferstellung, die endgültige Behandlung, sozusagen der Abschluss, sollte eine physiologische neuromuskulär kontrollierte Okklusion herstellen, so dass keine extreme Muskelverspannung aufgebaut wird und die Patienten nicht gezwungen werden, zu knirschen oder zu pressen. Durch die Behandlung können wir nicht alle Faktoren ändern, aber wenn wir nur einen wichtigen ändern, ist das Funktionssystem so verbessert, dass die Natur weiterhelfen kann, das normale Gleichgewicht wiederherzustellen.

Allerdings liegen einige Behandlungen, wie zum Beispiel myofaziale (Muskel-Gesichts-)Schmerzen im Kopfbereich, nicht allein in einem einzelnen Fachgebiet. Eine Zusammenarbeit verschiedener Therapeuten ist hier angeraten. Der Zahnarzt nimmt jedoch hier eine bedeutende, wenn nicht zentrale Stellung ein, da er von allen Fachgebieten die besten Voraussetzungen für das Verständnis und die Therapie craniomandibulärer (das Zusammenspiel von Kopf und Unterkiefer betreffende) Funktionsstörungen mitbringt. Der Zahnarzt ist bei ganzheitlicher Ausbildung in der Lage, die meisten dieser Beschwerden zu beseitigen.

10.1 Aufbiss-Schienen

Eine Aufbiss-Schiene kann als diagnostische Maßnahme verordnet werden, um festzustellen, ob Gesichtsschmerzen und andere Beschwerden mit der Okklusion in Verbindung stehen. Hierbei handelt es sich um eine den vorliegenden Gebisszustand nicht verändernde Therapiemethode, die neben der Diagnostik auch der aktiven Behandlung dient.

Schmerzen in der Kaumuskulatur können sonderbar ausstrahlen. Die oberflächlichen Anteile des Massetermuskels können Schmerzen der oberen und unteren Zähne verursachen, die tiefen Muskelteile des Masseters strahlen Schmerzen an der entsprechenden Kopfseite ins Ohr und Gelenk aus. Der vordere Anteil des Musculus temporalis kann hingegen im Gebiet der oberen Zähne und der Schläfen Schmerzen verursachen, der hintere Anteil im Kiefergelenk und den oberen Backenzähnen. Der Musculus pterygoideus medialis strahlt Schmerzen im harten Gaumen und der Musculus pterygoideus lateralis im Gelenk und unterhalb des Auges aus. Schmerzen im Musculus trapezius können Trigeminusschmerzen verursachen.

Die Schiene aus Kunststoff, im Allgemeinen über die Unterkieferzähne gestülpt, stabilisiert oder balanciert den Unterkiefer durch die Veränderung der Okklusion oder des Bisses. Wenn sie richtig angepasst ist, verändert sie sanft die Stellung des Sphenoid- und Temporalisknochens, welche das Gehirn stützen und durch die die Kopfnerven laufen. Wenn Aufbiss-Schienen günstige Resultate zeigen, so liegt das daran, dass der Druckausgleich über das ganze Gebiss und nicht nur über Gebissteile erfolgt und so die Entlastung bewirkt. Dies wiederum bringt die Kopfknochen in ihre physiologische Lage und hilft der Nervenleitung, denn vorher war durch die Entfernung oder Kippung von Zähnen oder eine falsche Bisshöhe die Harmonie der Einheit »Gebiss« durchbrochen.

Die Entlastung durch Aufbiss-Schienen wird von den Patienten als angenehm empfunden, der Nachtschlaf ist tiefer, die Nachtruhe erholsam, so dass sie auf die Schiene nicht mehr verzichten wollen.

Schienenbehandlung ist in erster Linie nicht therapeutischer, sondern differentialdiagnostischer Art. Durch die Schiene entsteht eine günstige Veränderung der Zahnkontakte und der Kieferposition. Die Muskelaktivität, die durch die Fehlkontakte vorher ausgelöst wurde, verringert sich und geht in die Norm über. Um diesen Zweck zu erreichen, müssen die Schienen allerdings sorgfältig geplant werden. Es muss ein idealer Zusammenbiss hergestellt werden und eine einwandfreie Funktion gewährleistet sein.

Meist ist zur schnellen Schmerzbeseitigung das Anfertigen einer Aufbiss-Schiene sinnvoll. Der Erfolg dieser Therapie kann über die beständige Abnahme der Beschwerden kontrolliert werden. So ist zum Beispiel bei Kiefergelenkbeschwerden der Einsatz einer Stabilisierungsschiene angezeigt. Diese erlaubt dem Kiefer, sich nach erfolgter Muskelentspannung selbst zu positionieren und ermöglicht dadurch eine Gelenkheilung.

Wird die Aufbiss-Schiene richtig entworfen, angepasst und kontrolliert, kann sie eingesetzt werden, ohne dass man mit Funktionsstörungen oder Gebissveränderungen rechnen muss. Sie ist dann eine höchst wirksame Hilfe.

Ist dies nicht der Fall, können die Schienen schon nach kurzer Zeit Störungen verursachen und das ganze System negativ beeinflussen, was dann aufwendige Korrekturen nach sich zieht. Selbst kleinste Störungen können das Beschwerdebild unterhalten und der Patient fühlt sich nicht wohl und lehnt die Schiene ab, da er das Gefühl hat, dass sich dadurch die Beschwerden verschlimmern.

In einigen Fällen liegt der Fehler jedoch nicht in der Schiene selbst, sondern an psychischen oder körperlichen Problemen der Patienten, die vorher bereinigt werden müssen, da sonst jegliche Therapie misslingt.

10.2 Korrektur der Okklusion

Auch durch Korrekturen an den Zähnen, Kronen, Brücken und Prothesen sowie durch die Beseitigung von Frühkontakten lassen sich Beschwerden erfolgreich behandeln. Aber nur wirklich erfahrene Therapeuten sollten mit einer Korrektur an den Zähnen als Anfangsbehandlung beginnen, da sie nicht mehr rückgängig gemacht werden kann. Im Allgemeinen muss zunächst einmal das gesamte System in Harmonie gebracht werden, bevor eine solche Korrektur vorgenommen wird. Die verschiedenen Symptome sollten verschwunden sein und es müssen generell auch gewisse Verhaltensmuster geändert werden, die eventuell Beschwerden hervorrufen können.

Jeder Mensch ist zwar individuell verschieden, besitzt aber die Möglichkeit, sich an bestimmte Unregelmäßigkeiten der Wirbelsäule oder Okklusion anzupassen. Auch psychisch ist jeder Mensch verschieden stark belastbar, bevor sich Probleme einstellen. Wird diese Grenze jedoch über einen längeren Zeitraum überschritten, kommt es zu einer Vielzahl von Symptomen, die mit der eigentlichen Ursache nicht mehr in Verbindung gebracht werden.

Da der Zahnarzt der einzige ist, der durch seine Behandlung ständig in das energetische System des Menschen eingreift, liegt hier häufig der Grund für ein Überschreiten der Belastungsgrenze. Die nun auftretenden Symptome beginnen meist nicht am folgenden Tag, sondern vielleicht erst ein halbes Jahr später, wodurch dann die Ursache meistens schon vergessen ist.

Das Problem dabei ist, dass so etwas eigentlich Einfaches wie eine zu hohe oder zu niedrige Füllung der auslösende Faktor für das entstehende Krankheitsbild sein kann. Deshalb muss der Zahnarzt auch bei vermeintlich einfachen kleinen Arbeiten darauf achten, dass die Funktion des Kausystems nicht gestört wird, denn darüber hinaus führen alle zahnärztlichen Fehler auch zu Veränderungen und Anpassungen der Wirbelsäule.

Kommt es durch die Behandlung zu Störungen in der Okklusion, zu Kiefergelenk- und Muskelfunktionsstörungen, zu Störungen beim Schluckakt, zu Knirschen und Pressen und damit auch zu Veränderungen in der Wirbelsäule, muss die Okklusion mittels Einschleifen verändert werden. Ziel jeder Korrektur ist, die einwandfreie Funktion wiederherzustellen und Fehlkontakte zu vermeiden, um eine reibungslose Kiefergelenkbewegung zu ermöglichen. Die auftretenden Kräfte sollten in Richtung Längsachse der Zähne verlaufen, um jegliche Fehlbelastung der Schädelknochen zu vermeiden. Das Endziel ist eine harmonische und stabile Okklusion, die dem Patienten ein absolut sicheres Gefühl gibt, wenn er den Unterkiefer schließt.

10.3 Mundakupunktur

Die von dem Arzt und Zahnarzt Dr. Jochen Gleditsch entwickelte Mundakupunktur ist gerade für Zahnärzte, die sich mit dem Thema beschäftigt haben, eine fantastische Methode, um auf das Skelettsystem einzuwirken.

In der Mundschleimhaut, insbesondere im Vestibulum oris (Mundvorhof), konnte ein System von spezifischen Punkten entdeckt werden, die in Beziehung zu den einzelnen Körpersystemen stehen. Dabei ließ sich erkennen, dass die Behandlungsmöglichkeiten über diese Punkte weitgehend den von Voll und seinen Schülern erarbeiteten Wechselbeziehungen der einzelnen Zähne und ihres Halteapparates zum gesamten Organismus entsprechen. Wir haben es mit zwei Punktsystemen zu tun: den Vestibulum-Punkten, lippen- und wangenwärts von den Zähnen, sowie den Retromolar-Punkten (der Bereich hinter den Weisheitszähnen im Ober- und Unterkiefer). Die Gesamtheit der sich in den Punkten widerspiegelnden Wechselbeziehungen ergibt ein holografisches Bild des Organismus und zwar sowohl im Ober- wie im Unterkiefer. Eine solche kartografische Gesamtprojektion, wie sie sich zum Beispiel auch auf der Ohrmuschel, den Füßen, Händen, Augen usw. findet, wird als Somatotopie bezeichnet.

Die von den Mundpunkten aus erzielbaren Fernwirkungen sind Phänomene, die wiederholbar sind und den Regeln der Akupunktur entsprechen; sie weisen gleichzeitig aber auch Kriterien der Neuraltherapie auf.

Das Aufsuchen der Punkte im Mund geschieht am besten durch Abtasten des Mundvorhofes und des Retromolarengebietes. Dabei erlauben oft schon die leicht aufgequollenen und druckempfindlichen Zonen in der Mundschleimhaut aufgrund der bekannten Zuordnungen eine Hinweisdiagnostik. Die Therapie erfolgt am besten mithilfe von Injektionen, weil in der Mundhöhle Nadeln im Sinne der Akupunktur nicht belassen werden können. Als Injektionsmittel haben sich mit Kochsalzlösungen verdünnte Betäubungsmittel – ohne gefäßverengenden Zusatz – am besten bewährt, eventuell unter Zusatz von biologischen Medikamenten.

Von den Mund-Akupunktur-Punkten aus lassen sich Schmerzen und Funktionsstörungen des gesamten Bewegungsapparates (Abb. 32) – insbesondere Schulter-Arm-Syndrom, Halswirbel-, Brustwirbel- und Lendenwirbelsäulen-Beschwerden, Hüft- und Kniebeschwerden – oft erstaunlich schnell bessern oder gar beheben. Auch funktionelle Störungen der verschiedensten inneren Organe, insbesondere des Verdauungs-, Atmungs- und Niere-Blasen-Traktes, sprechen zum Teil auf diese Punkt-Therapie an. Nebenwirkungen sind bei der Therapie von Mundakupunkturpunkten bisher nicht beobachtet worden. Eine allenfalls erfolgende Reaktion eines Störfeldes aus dem Zahn-Kiefer-Bereich kann eher als

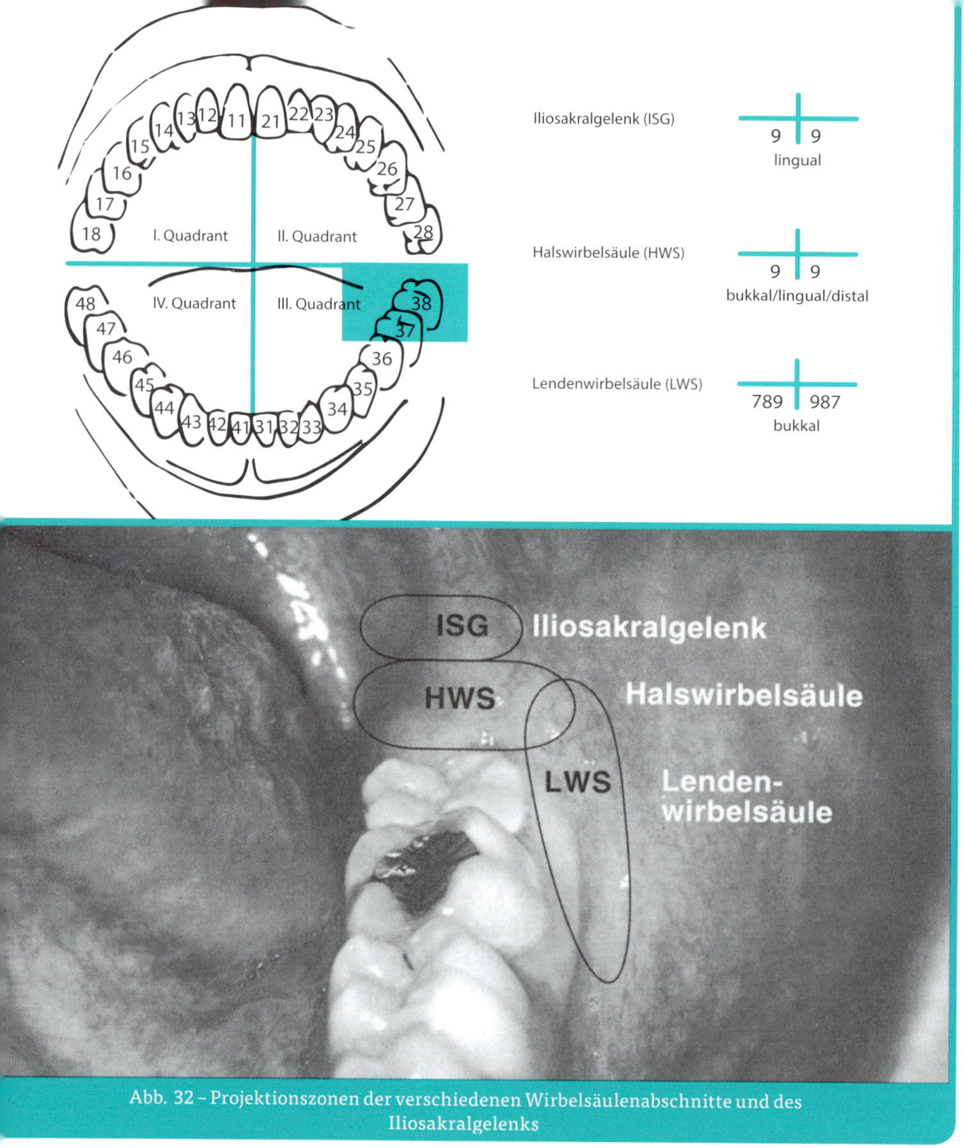

Abb. 32 – Projektionszonen der verschiedenen Wirbelsäulenabschnitte und des Iliosakralgelenks

eine erwünschte Folge der Behandlung bewertet werden.

Gleditsch gibt zusätzlich zur Mundakupunktur eine Reihe von speziellen Punkten an, die gezielt für das Kiefergelenk, die Hals- und Kaumuskulatur und den Lymphfluss des Kopfes geeignet sind. Diese Punkte haben sich in vielen Fällen schon hervorragend bewährt.

Dem Zahnarzt, der mit den Bedingungen der Mundhöhle und der Mundschleimhaut vertraut ist, bietet das Reflex-System der Mundakupunktur einen diagnostischen und therapeutischen Zugang zum Gesamtorganismus, ohne dass das eigentliche Fachgebiet überschritten werden muss.

10.4 NPSO: Neue Punktuelle Schmerz- und Organtherapie

Die NPSO, von dem Heilpraktiker Rudolf Siener entwickelt, ist eine moderne, auf den Grundlagen der Quantenphysik basierende Reflextherapie. Sie geht von durch Hautwiderstandsmessungen präzise zu ermittelnden Punkten aus, den sogenannten Maximalen Energiepunkten (MEPs), die auf einer Energetischen Linie (EL) weg vom Schmerzzentrum (SZ) an den Extremitäten liegen. Durch Manipulation dieser MEPs werden Schmerzen und Fehlregulationen sofort, unter Umständen auch dauerhaft, gelöscht.

Durch Beobachtung fand Siener heraus, dass die physiologische Krümmung der Wirbelsäule der Krümmung des Unterschenkels entspricht. Dementsprechend lassen sich auf der Mittellinie der rückwärtigen Wade Reflexzonen für die Wirbelsäule, das Becken und alle inneren Organe an Füßen und Unterschenkeln finden, während der Kopf von beiden Knien aus behandelbar ist. Am seitlichen äußeren Kniegelenkspalt befindet sich auch – für Zahnärzte wichtig – das Gebiet für den Ober- und Unterkiefer und das Kiefergelenk (Abb. 33).

Die MEPs liegen an den Extremitäten der jeweils schmerzhaften Seite. Diese Punkte sind oft druckschmerzhaft und können als unter der Haut befindliche Mikroverquellungen oder im Bereich der Knochen als minimale knöcherne Ausbuchtungen getestet werden.

Ähnlich wie bei den Akupunkturpunkten ist der Hautwiderstand des MEPs erhöht, was sich mit einem geeigneten Gerät feststellen lässt. Diese Punkte können nun verschieden therapiert werden: mit Procain, Akupunkturnadeln, Akupressur oder Rotlicht.

Wenn mit Laser oder Rotlicht therapiert wird, bedeutet dies für den Patienten eine angenehme, schmerzlose Behandlungsmethode. Bei diesem Rotlicht handelt es sich um ein hochintensives, rein einfarbiges Kaltlicht, welches durch Luminiszenzdioden erzeugt wird. Diese Dioden geben ein laserähnliches Licht ab, dessen Wellenlänge im therapeutisch besonders wirksamen Bereich von 650 Nanometern liegt. Mit dem sogenannten Monoluxgerät kann der Hautwiderstand gemessen und gleichzeitig der gefundene MEP mit einfarbigem Licht therapiert werden.

Die NPSO wird sehr erfolgreich bei Schmerzen des Bewegungsapparates eingesetzt, wie zum Beispiel Rückenschmerzen, Ischias, Halswirbelsäulen-Syndrom, Tennisarm, Schulterschmerzen oder Muskelschmerzen. Gleichzeitig mit der Schmerztherapie sollten auch Lymphstauungen beseitigt und der Lymphfluss angeregt werden. Ich persönlich habe speziell für den Kiefergelenkbereich sehr positive Erfahrungen mit der Methode gemacht.

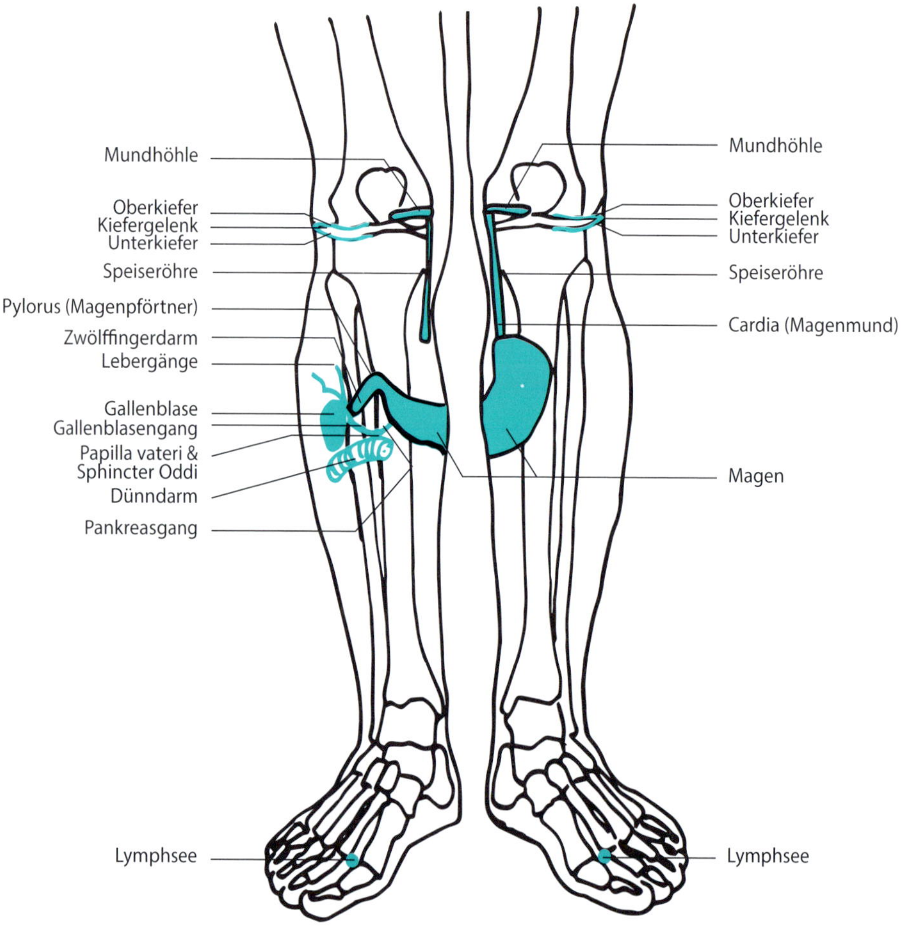

Abb. 33 – Der Punkt für das Kiefergelenk ist am äußeren Kniegelenkspalt zu finden

Für den Zahnarzt interessant ist auch die Projektion der Halswirbelsäule auf der äußeren Hand (Abb. 34). Hier kann häufig eine Entspannung der Halsmuskulatur und infolgedessen eine bessere Stellung der Halswirbel erzielt werden. Dadurch erübrigt sich manchmal der Gang zu einem Physiotherapeuten, wenn sich das Problem rein auf den Halsbereich beschränkt.

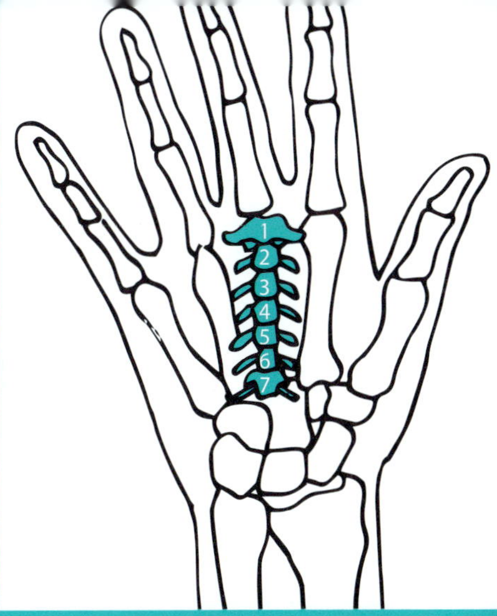

Abb. 34 – Die Halswirbelsäule projiziert auf die Hand

10.5 Ohr-Akupunktur

Die Ohr-Akupunktur ist eine Entwicklung der westlichen Medizin. Sie wurde von dem französischen Arzt Dr. Paul Nogier entwickelt und ist heute unter dem Begriff Auriculomedizin wissenschaftlich nachgewiesen. Nogier fand Anfang der 1950er Jahre heraus, dass das Ohr ein Projektionsfeld für den gesamten Körper ist. Dabei entspricht die Lage der einzelnen Organe und Körperbereiche der eines auf dem Kopf stehenden Fötus (Abb. 35).

Die Akupunkturpunkte am Körper sind immer vorhanden und messbar, am Ohr lassen sich bei einem gesunden Menschen jedoch keine Punkte nachweisen. Erst bei krankhaften oder funktionellen Störungen werden sie hier aktiv. Sie lassen sich durch leichten Druck mit einem Kugelinstrument oder einem elektrischen Punktsuchgerät finden.

Speziell für die zahnärztliche Praxis bietet sich die Ohrakupunktur als diagnostische Hilfe und sinnvolle Therapieergänzung an. Besonders im Zahn-, Mund- und Kieferbereich befinden sich viele Störfelder, die sich diagnostisch über das Ohr eindeutig finden lassen, wie zum Beispiel tote, wurzelgefüllte oder verlagerte Zähne, nicht durchgebrochene Weisheitszähne, Materialstörfelder usw.

Auch eine Therapie über die gefundenen Punkte ist eine wirkungsvolle Methode, dem Patienten zu helfen. Durch die Nähe zum Gehirn ist bei der Therapie durch Akupressur, Akupunktur und Laser eine schnelle Einwirkung gegeben, die besonders bei dentalem Stress für sofortige Hilfe sorgen kann, wie zum Beispiel bei Schmerzen im Kiefer- und Gesichtsbereich, Verspannungen und Verkrampfungen der Muskulatur, Trigeminusschmerzen, Ängsten und psychischen Störungen (Abb. 36).

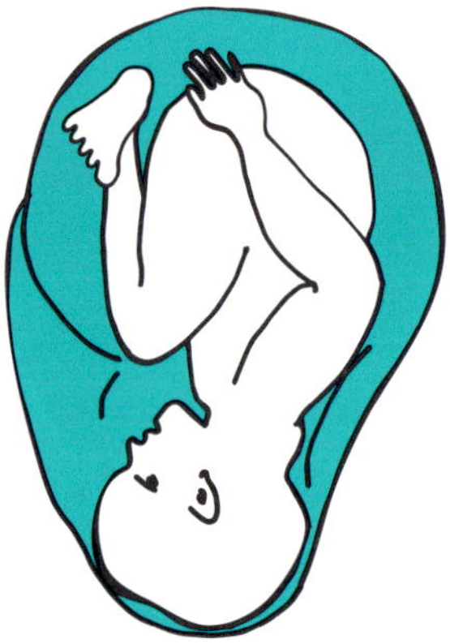

Abb. 35 – Ein auf dem Kopf stehender Fötus

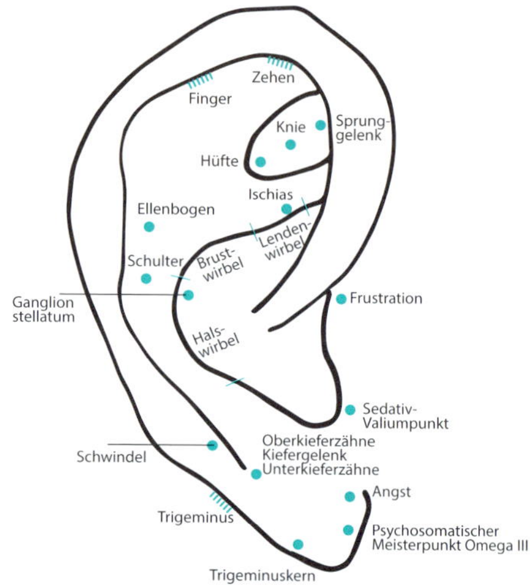

Abb. 36 – Ohrpunkte, die bei der Therapie von dentalem Stress hilfreich sein können

Durch Ohr-Akupunktur kann eine ausgezeichnete Diagnostik betrieben werden, da sie, wie bereits erwähnt, nur bei krankhaften Veränderungen zur Anwendung kommt. So kann ein geübter Zahnarzt, der Akupunkturpunkte findet, die außerhalb seines therapeutischen Bereiches liegen und auf andere Krankheiten hindeuten, den Patienten mit einer Vordiagnose an einen ganzheitlich praktizierenden Arzt zur Untersuchung weiterleiten.

10.6 VitaimPuls-Therapie

Patienten, die durch eine verspannte Muskulatur an einer veränderten Bisslage leiden, müssen vor der eigentlichen Therapie vorbehandelt werden. Dafür gibt es verschiedene Möglichkeiten.

Eine davon ist die VitaimPuls-Therapie. Mit dieser Methode wird eine ganzheitliche Entspannung des Menschen bewirkt, unter anderem auch eine Entspannung der Kau- und Skelettmuskulatur.

Nach mehrmaliger Behandlung kommt es zu einer Auflösung der vorhandenen Muskelverspannungen und damit in fast allen Fällen zu einer Beseitigung der dadurch bedingten Schmerzen. Davon habe ich mich in vielen Fällen persönlich überzeugen können.

10.7 Ernährung und Substitution

Natürlich spielt die vernünftige Ernährung eine große Rolle, denn sie ist sozusagen die Basis für die Gesundheit. Bei der heutigen Fastfood- und Mikrowellenernährung kommt es sehr schnell zu Mangelerscheinungen im Mineralien-, Vitamin- und Spurenelemente-Haushalt. Außerdem führt die heutige Ernährung zu einer Übersäuerung des Körpers. Zur Neutralisierung der überschüssigen Säuren benötigt der Körper Bicarbonate, die besonders in den Bandscheiben und Knorpelanteilen des Skelettsystems vorkommen und dort entzogen werden. Ebenfalls wird Kalk aus den Knochen entnommen. Speziell die Muskeln benötigen Calcium, Magnesium und andere Mineralien ein optimales Funktionieren. Durch die Übersäuerung wird die Bereitschaft der Muskeln, sich zu verkrampfen, erhöht. Gerade Patienten, die leicht zu einer Muskelverkrampfung neigen, leiden besonders darunter.

Bei mangelhafter Ernährung und zu hohem Zuckerkonsum kommt es auch zu Defiziten der B-Vitamine. Der Vitamin-B-Komplex ist besonders wichtig zur Versorgung der Nerven. Weiterhin ist für die Kollagenbildung, für die Reparatur und die Beseitigung der toxischen Abfälle Vitamin C notwendig. Um den Therapieerfolg zu stabilisieren, ist es sehr wichtig, den Mineralien- und Vitaminhaushalt des Körpers auszugleichen. Hier haben sich zwei Mittel besonders bewährt, da sie keinerlei Nebenwirkungen haben.

Einmal handelt es sich um das Präparat Zentramin, eine Kombination aus den Elektrolyten der drei elementaren Mineralstoffe Kalium, Calcium und Magnesium, das speziell für die Muskelentspannung eingesetzt wird. In den meisten Fällen führt es zu einer Linderung der bestehenden Beschwerden, so dass Schmerzmittel vermieden werden können. Außerdem hat es eine aufhellende Wirkung auf die Psyche, ein hier erwünschter erfreulicher Nebeneffekt.

Das andere ist das den Stoffwechsel harmonisierende Nahrungsergänzungsmittel Alen, eine Mischung verschiedener wirkstoffhaltiger Pflanzen, Algen und Getreide. Es enthält alle für den Körper notwendigen Spurenelemente, Mineralien, Vitamine und die vom Körper selbst nicht produzierbaren Aminosäuren. Darüber hinaus neutralisiert es die überschüssigen Säuren, wodurch die Verschreibung vieler Einzelpräparate entfällt. Nur in ganz wenigen Fällen von Gluten- oder Sojaüberempfindlichkeit wird das Präparat nicht vertragen. Davon abgesehen ist die Wirkung dieses Mittels immer noch verblüffend, obwohl ich es bereits seit vielen Jahren zur Unterstützung der Therapie einsetze.

10.8 Biologische Begleittherapie

Patienten, die unter einem dentalen Stress-Syndrom leiden, haben meistens schon vorher etliche nur unterschwellige Probleme, zum Beispiel durch angesammelte Schlackenstoffe und Gifte, die der Körper gerade noch tolerieren und verkraften kann. Hier genügt dann nur noch eine geringe zusätzliche Veränderung, die die Systeme des Organismus zusammenbrechen lässt, wie der berühmte Tropfen, der das Fass zum Überlaufen bringt. Parallel zu einer Therapie der Fehlfunktion des Kausystems muss also häufig eine biologische Begleittherapie zur Entgiftung und Entschlackung erfolgen, denn der Einsatz chemischer Präparate unterdrückt nur die Symptome, ohne die eigentliche Ursache zu beseitigen. Auf diese Art wird auch in vielen Schmerzzentren verfahren, in denen die Patienten symptomatisch nur mit Schmerzmitteln bis hin zu Morphium und Psychopharmaka therapiert werden.

Gegen solche Mittel ist auch kurzfristig, zur Linderung der Beschwerden und bis zur Feststellung der Ursache, nichts einzuwenden. Als Standardtherapie mit einer langen Behandlungsdauer sind sie jedoch nicht geeignet, da sie viele Nebenwirkungen haben. Fast alle Patienten mit dentalem Stress-Syndrom sind übersäuert, zum einen durch Fehlernährung, zum anderen auch durch ständige Muskelverspannungen, durch die Schlackenstoffe entstehen, die nicht abtransportiert werden können, da der Lymph- und Blutfluss gestört ist. Hier ist eines der vielen auf dem Markt befindlichen Säure-Basen-Mittel hilfreich, welches aber für eine optimale Wirkung individuell für den Patienten ausgetestet werden sollte. Fast alle Dysfunktionspatienten leiden besonders unter Kopfschmerzen verbunden mit Lymphfluss-Störungen bis hin zu Ödemen, Blutfluss-Störungen und Muskelverspannungen. Zudem ist über die energetischen Beziehungen häufig das hormonelle System gestört. Natürlich muss in erster Linie das stomatognathe System behandelt werden, um die Ursache der Beschwerden zu beseitigen, zur Normalisierung der gestörten Funktionen sind die Medikamente jedoch sehr hilfreich.

Sehr gute Erfahrungen habe ich persönlich mit den Präparaten der Firma Phönix Laboratorium, Bondorf, gemacht, wenn sie nach dem von der Firma vorgeschlagenem Therapieschema eingesetzt werden. Mit diesen Mitteln können fast alle gestörten Bereiche erfolgreich therapiert werden. Da sie keine Nebenwirkungen haben, können sie auch ohne individuelle Austestung in jedem Fall eingesetzt werden. Darüber hinaus gibt es noch eine Vielzahl anderer biologischer Medikamente, welche nach individueller Austestung ebenfalls geeignet sein können.

Ich möchte hier betonen, dass die Heraushebung dieser Firma keine Abwertung der anderen Hersteller ist, sondern eine rein persönliche Bevorzugung, denn jeder Therapeut hat sich mit einer bestimmten Auswahl von Medikamenten befasst, mit denen er arbeitet.

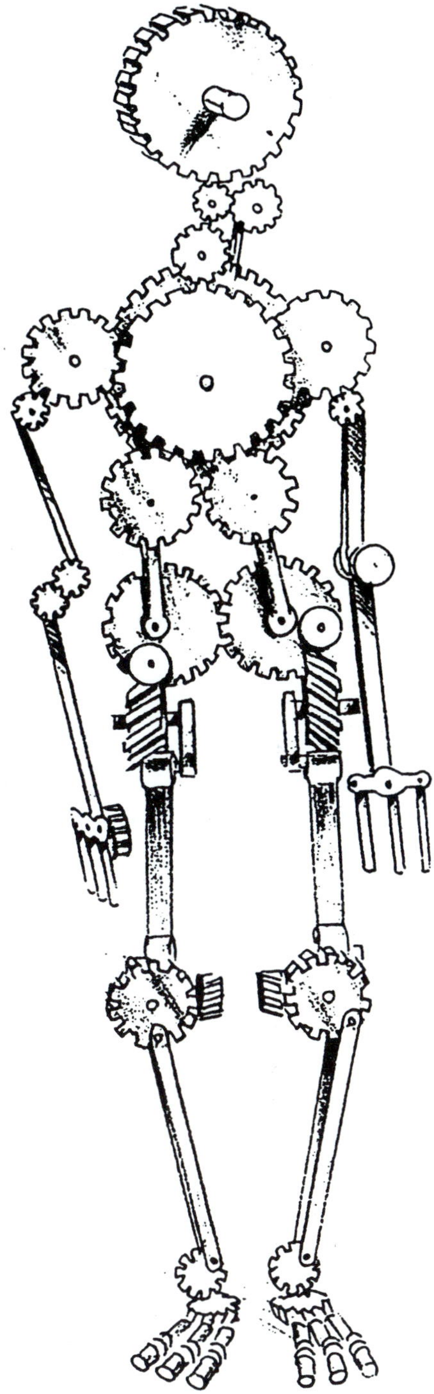

Abb. 37 – Gedankenstütze, dass die Zahnräder (Skelettanteile) zur einwandfreien Funktion exakt ineinander greifen müssen. Funktioniert ein Zahnrad nicht, müssen sich die anderen irgendwie anpassen

10.9 Manuelle Therapien

Für einen Zahnarzt, der sich mit der Therapie der Fehlfunktionen des Kausystems befasst, ist es besonders wichtig, mit einem oder mehreren guten Manualtherapeuten zusammenzuarbeiten. Unter diesem Begriff möchte ich alle Therapeuten zusammenfassen, die sich mit der Behandlung des Skelettsystems im weitesten Sinne befassen. Dazu gehören Physiotherapeuten, Osteopathen, Physioenergetiker, Dorn-Therapeuten, Chiropraktiker und, mit Einschränkungen, auch Masseure. Häufig bringt erst die Kombination von Zahnarzt und Manualtherapeut den durchschlagenden Erfolg. Dieser muss jedoch auch über die Auswirkungen des Dysfunktions-Syndroms auf den Gesamtorganismus informiert sein, da die Beeinflussung des Kiefergelenk-Wirbelsäulen-Systems als Folge absteigender oder aufsteigender Ursachenketten durch beide in gleichem Maße erfolgen kann.

Der Körper funktioniert als Ganzes und muss auch als Ganzes gesehen werden. Die einzelnen Systeme können nur zu Lernzwecken einzeln betrachtet werden, sie hängen jedoch zusammen und beeinflussen sich gegenseitig. Sie bilden ein äußerst komplexes Gesamtsystem, das nicht symptomatisch betrachtet werden darf, denn alle Bereiche sind untereinander verzahnt. Wenn ich einen Teil ändere, beeinflusse ich auch die anderen Teile (Abb. 37).

Nur wenn die »Zahnräder« optimal und in ihrer Ganzheit untereinander funktionieren, kann der Körper sich selbst regulieren und korrigieren, das heißt, nur wenn das Gleichgewicht innerhalb des Körpers besteht, können die Selbstheilungskräfte des Körpers ihre Aufgabe vollständig wahrnehmen.

Dentaler Stress, der zu einer Verschiebung von Wirbeln und zu einer Verbiegung der Wirbelsäule führt, beeinträchtigt den freien Fluss der Energie, des Blutes und der Nervenimpulse. Dadurch sind die Selbstheilungskräfte blockiert und es stellen sich Störungen ein.

Für den Zahnarzt ist die Zusammenarbeit mit einem Craniosakral-Osteopathen besonders geeignet. Dieser kann durch gezieltes Ertasten und Erspüren mit den Händen eine vorhandene Blockade im Schädelknochen- und Kreuzbeinbereich lösen, so dass der natürliche Strom von Blut, Gehirn- und Rückenmarks-Flüssigkeit wieder frei fließen kann. Das ist für eine ausreichende Grundversorgung jedes Organs wichtig und führt zur Entspannung des gesamten Systems, was dem Zahnarzt die Arbeit wesentlich erleichtert.

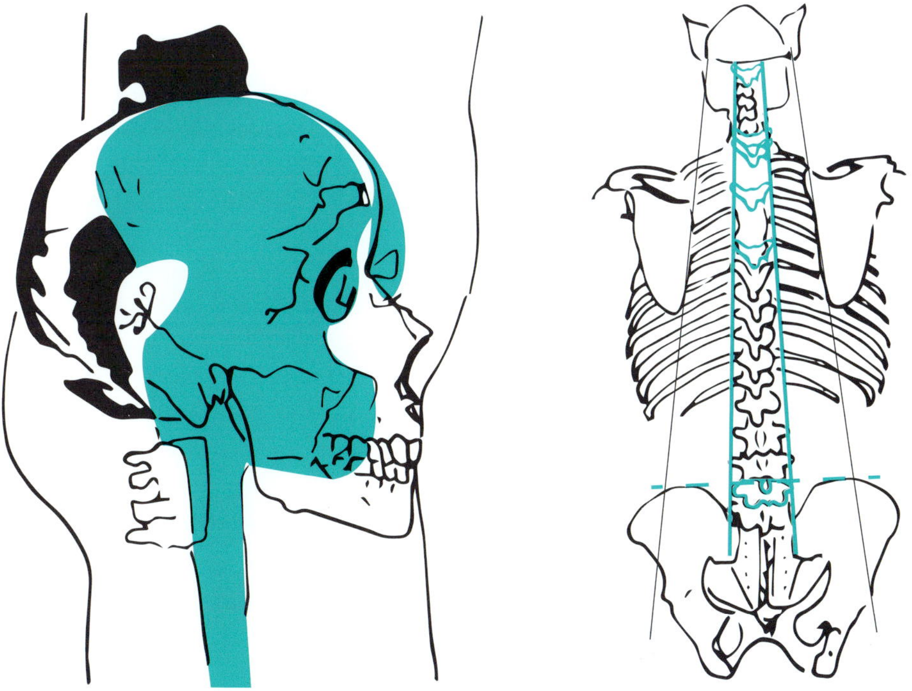

Abb. 38 und Abb. 39 – Es besteht eine Regelkreisverbindung zwischen den Kiefer- und Hüftgelenken wie auch zwischen den Kopf- und den Kreuzdarmbeingelenken

Korrelation Beckenknochen – Schädelknochen

Kreuzbein	Hinterhauptbein (Occiput)
Steißbein	Keilbein
Darmbein	Schläfenbein
Schambein	Unterkiefer

Beziehung Kiefergelenk – Beckenmuskulatur

Masseter	Glutaeus medius auf der gegenüberliegenden Seite
Temporalis	Quadratus lumborum, gegenüberliegende Seite
Buccinator	Obturator internus, gegenüberliegende Seite
Pterygoideus internalis (medialis)	Adduktoren und Psoas auf der gegenüberliegenden Seite
Muskeln d. Zungenbeins, am Unterkiefer ansetzend	gegenüberliegende Seite

Die Craniosakral-Osteopathie ist eine ganzheitliche Therapieform, die nicht nur Symptome, sondern den ganzen Menschen behandelt. Sie ist in der Anwendung eine sehr sanfte, jedoch in ihrer Wirkung tiefgreifende Form der Körpertherapie. Diese Behandlungsart hat bewiesen, dass die einwandfreie Kiefergelenkbewegung, die richtige Ausrichtung der Zahnbögen und der Zahnstellung absolut notwendig sind für eine einwandfreie Schädelfunktion (Abb. 38 u. 39).

Durch die Craniosakral-Osteopathie wird der gestörte Rhythmus eines Patienten wieder harmonisiert und damit seine Selbstheilungskräfte unterstützt. Die enge Wechselbeziehung des craniosakralen Systems mit dem Skelett-, Muskel-, Nerven-, Gefäß-, Lypmph-, Respirations- und endokrinen System erklärt die Wirkung auf den ganzen Menschen.

Die Dinge sind nie so, wie sie sind. Sie sind immer das, was man aus ihnen macht.

Unbekannt

11. Selbsthilfe zur Linderung des dentalen Stresses sowie bei Rückenbeschwerden

Von einem amerikanischen Chiropraktiker, Dr. Marsh Morrison, habe ich ein Programm zur Selbsthilfe übernommen, das sehr hilfreich ist, die Probleme des dentalen Stresses zu lindern und die Selbstheilungskräfte des Körpers zu aktivieren.

11.1 Testen Sie Ihre Haltung

Lassen Sie eine schwarze Schnur mit einem Gewicht von der Decke hängen, am besten vor dem Spiegel. Achten Sie darauf, dass der Fußboden gerade ist. Stellen Sie sich so hin, dass sich die Schnur genau in der Mitte zwischen den Knöcheln befindet. Wahrscheinlich nehmen Sie an, dass die Schnur exakt durch das Zentrum Ihres Körpers geht, zwischen den Knien durch über den Leib, die Mitte der Brust, des Mundes, der Nase und der Augen. Das geschieht aber nur, wenn der Körper die richtige Ausrichtung hat. Das Resultat wird Sie bestimmt erstaunen. Die Schnur dürfte nach rechts oder links abweichen, manchmal so stark, dass die Schnur schräg über die Brust und außerhalb der Augen läuft.

Als nächstes stellen Sie sich seitlich zur Schnur (Abb. 40). Die Schnur sollte von der Mitte des Knöchels durch die Knie, Hüftzentren, Schulter und Ohr gehen. Aber fast jeder ist nach vorne gekippt, was bedeutet, dass Sie nicht richtig ausgerichtet sind. Dadurch kommt es zu einer unnötigen Energieverschwendung, da Sie sich ständig ausbalancieren müssen. Mit jedem Schritt verlieren Sie Nervenenergie, was zu einer bedeutenden Verspannung, Müdigkeit und Nervosität führt.

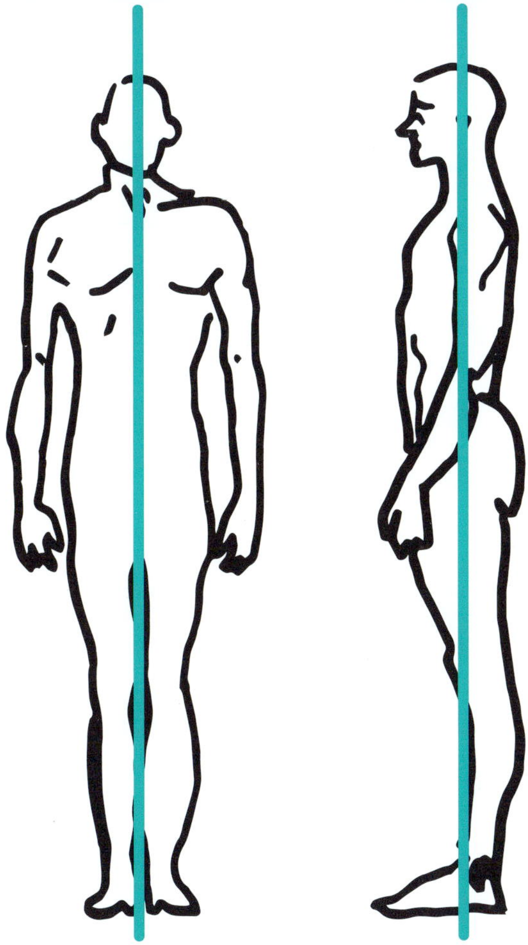

Abb. 40 – Haltungstest mit herabhängender Schnur

Die Folge ist eine Verschiebung der Wirbelsäule aus ihrer mechanischen Ausrichtung. Und welcher wirbelsäulengestörte Mensch ist nicht gleichzeitig vegetativ gestört? Die folgenden Übungen helfen Ihnen, Ihre Blockaden zu lösen und den Blut- und Energiefluss zu verbessern.

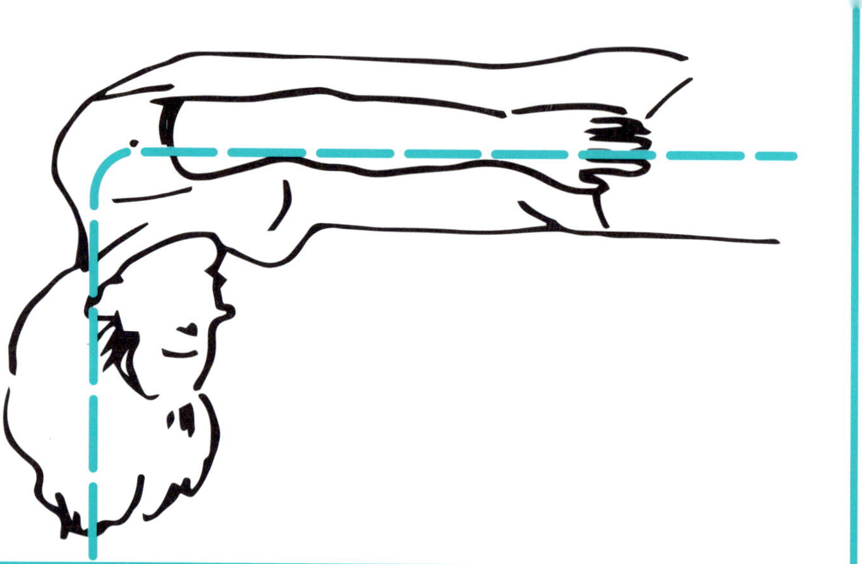

Abb. 41 – Übung: Kopf hängen lassen

11.2 Kopf hängen lassen

Legen Sie sich mit dem Gesicht nach unten auf das Bett, so dass der Kopf über das Ende hinausragt (Abb. 41). Lassen Sie den Kopf für ca. 10 bis 15 Minuten herunterhängen. Wenn Sie in dieser Position liegen, wird das Nackengebiet gestreckt, die Wirbelkörper und Bandscheiben entlastet und die Nerven befreit, welche den Nacken, die Ohren und andere Bereiche des Körpers versorgen. Diese Übung sollte man auch unbedingt bei Tinnitus und Hörproblemen anwenden.

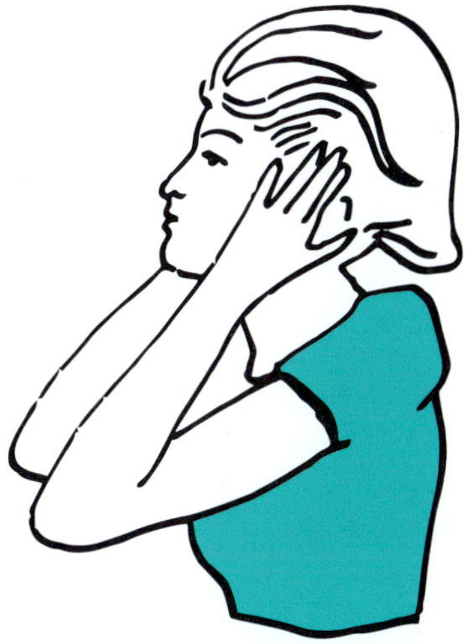

Abb. 42 – Übung: Kopfstreckung

11.3 Kopfstreckung

Diese Technik vermindert den mechanischen Druck auf die Nerven in der Nackenregion. Legen Sie die offene Hand mit gestreckten Fingern an Ihren Unterkiefer (Abb. 42). Ihre Finger sollten dabei nach hinten zeigen und der Daumen unter dem Unterkiefer liegen. Jetzt heben Sie den Kopf geradewegs hoch und drehen ihn dabei. Drehen Sie bis zu Ihrer vollen Bewegungsgrenze und dann geben Sie Ihrem Kopf und Nacken eine kleine extra Streckung, während Sie das Anheben beibehalten. Dies machen Sie sowohl zur rechten als auch zur linken Seite. Wenn Sie zu schwach sind, dies selbst zu tun, kann Ihnen eine andere Person helfen. Diese Übung können Sie im Sitzen oder Stehen machen, wie es für Sie am bequemsten ist.

Nach kurzer Zeit werden Sie bemerken, dass Sie Ihren Kopf weiter in jede Richtung drehen können und das mit merkbar weniger Anstrengung, wodurch Sie deutlich sehen, dass Sie den Nervendruck ausgeglichen haben.

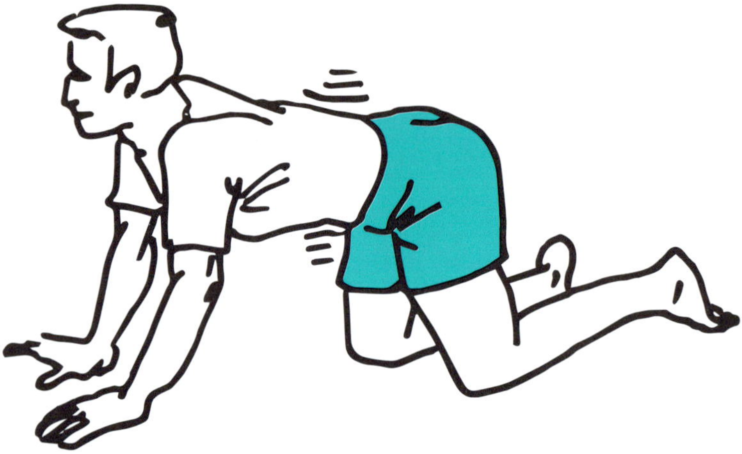

Abb. 43 – Übung: Hoch- und Runterschwingen

11.4 Hoch- und Runterschwingen

Diese Technik dehnt die Bänder an beiden Seiten der Wirbelsäule, wodurch Sie die Wirbel zurück in ihre richtige Stellung bringen und so die untere und mittlere Wirbelsäule ausrichten. Dies ist die allerbeste Methode, um den Nervendruck an dieser Stelle Ihrer Wirbelsäule zu beseitigen. Für diese Übung lassen Sie sich auf Ihre Hände und Knie nieder (Abb. 43). Nun versuchen Sie, den Rücken so tief wie möglich nach unten durchzudrücken. Dann machen Sie es umgekehrt und drücken den Rücken so weit nach oben, wie Sie können. Diese rhythmischen Bewegungen machen Sie so lange, bis Sie müde sind. Um auch den oberen Rücken zu entspannen, bleiben Sie in dieser Stellung und tun Folgendes: Wölben Sie Ihren oberen Rücken so, dass sich die Schulterblätter so weit wie eben möglich voneinander trennen. Danach pressen Sie Ihre Schulterblätter zusammen. Dieses Öffnen und Schließen der Schulterblätter wiederholen Sie mehrmals. Sie werden fühlen, dass dadurch Ihre Wirbelkörper in die richtige Position zurückgedrückt werden. Machen Sie auch diese Übung, bis Sie leicht erschöpft sind.

11.5 Zwerchfell-Atmung

Diese einfache Übung trainiert Ihr Zwerchfell (Abb. 44). Durch die Stärkung Ihres Zwerchfells sind Sie in der Lage, viel tiefer Atem zu holen. Sie gewinnen die Fähigkeit, die Reserven Ihrer Lungen auszuschöpfen, ein riesiges Reservoir an Luft, das bei den meisten Personen weitestgehend ungenutzt bleibt, denn gewöhnlich schöpft nur ein Läufer diese Luftreserve aus. Mit der Zwerchfell-Atmung können auch Sie das regelmäßig tun. Ferner werden Sie, da Sie so wesentlich besser atmen, Ihr System alle paar Minuten viel stärker mit Sauerstoff versorgen. Das hilft Ihnen dabei, die Toxine zu verbrennen und die Anfälligkeit für Krankheiten zu reduzieren.

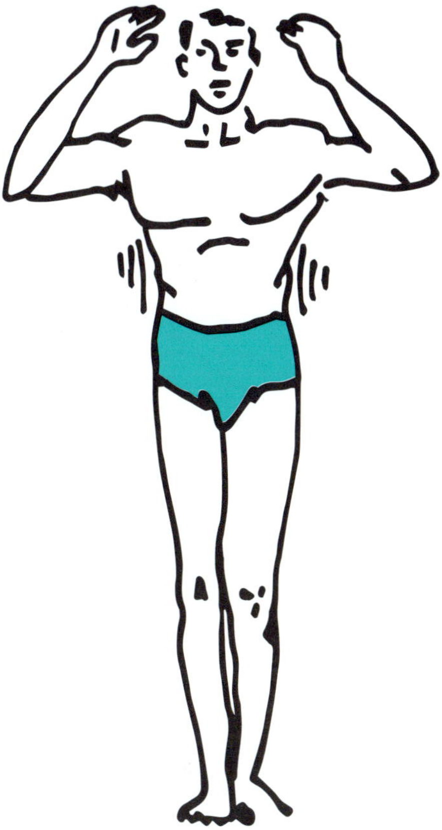

Abb. 44 – Übung: Zwerchfell-Atmung

Für diese Übung heben Sie bloß Ihre Arme hoch genug, um Ihren Brustkorb zu öffnen (Ihre Rippen sollten sich trennen), und hecheln wie ein Hund. Das heißt, Sie halten Ihre Lippen geöffnet und hecheln. Bewegen Sie dabei Ihren Bauch nach innen und außen. Sie können tatsächlich sehen, wie sich Ihr Zwerchfell bewegt, direkt da, wo die vorderen Rippen zusammenkommen, vorne unter dem Brustbein.

Machen Sie diese Übung mehrere Minuten lang oder bis Sie anfangen, sich müde oder benommen zu fühlen.

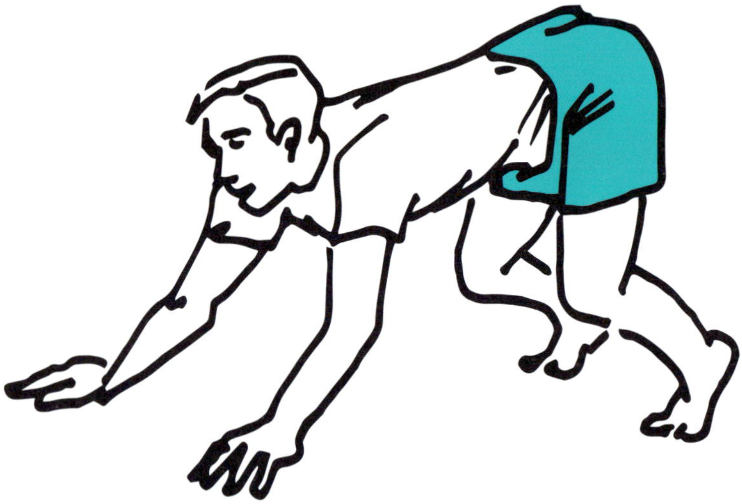

Abb. 45 – Übung: Ursprünglicher Gang

11.6 Ursprünglicher Gang

Es scheint nicht so bekannt zu sein, dass auch die Schwerkraft Einfluss auf menschliche Krankheiten nehmen kann. Jede Sekunde des Tages zieht sie jeden Teil Ihres Körpers herunter. Jeder Körperteil, jedes Organ, Ihr gesamter Körper muss andauernd dagegen ankämpfen. Ihr Herz zum Beispiel muss das Blut geradewegs aufwärts zum Gehirn pumpen. Fast jeder Moment im Wachzustand steht im Gegensatz zu diesen Kräften. Ob Sie sitzen, stehen, gehen, laufen oder was auch immer, Sie kämpfen gegen die Schwerkraft an. Nur während des Schlafens verlassen Sie gewöhnlich die aufrechte Haltung.

Der ursprüngliche Gang (Abb. 45) ist vielleicht die wichtigste Gesundheitshilfe, die Morrison je entwickelt hat, weil sie den Körper in eine horizontale, nicht gegen die Schwerkraft ankämpfende Stellung bringt, wo er Erleichterung von ihrem Stress und Zug bekommt. Weiterhin gibt der ursprüngliche Gang all den Muskeln, Bändern, Sehnen und Knorpeln Ihres Körpers ein gutes solides Training.

Diese Übung ist auch deshalb so nützlich für Sie, weil selbst bei dem kleinsten Versuch, den ursprünglichen Gang auszuführen, oft ein Stadium der Euphorie entsteht.

Um den ursprünglichen Gang zu trainieren, suchen Sie sich den längsten Flur oder größten Raum in Ihrem Haus aus, der frei von störendem Mobiliar ist. Nun laufen Sie auf Ihren Händen und Füßen. Achten Sie darauf, dass Sie nicht auf Ihren Knien gehen. Laufen Sie einfach herum auf allen Vieren, bis Sie müde sind. Wenn Sie durch Krankheit schwach sind, mögen es nur ein paar Schritte sein, aber mit täglichem Training können Sie in kurzer Zeit erwarten, sich besser zu fühlen, und die gesundheitlichen Vorteile werden gewaltig sein.

Der ursprüngliche Gang sollte nach der Kopfstreckung, dem Rauf- und Runterschwingen und der Zwerchfell-Atmung erfolgen. Wenn Sie ihn nach den anderen Aktivitäten machen, wird das Gehen auf Händen und Füßen dazu führen, dass sich die verschiedenen Teile Ihres Körpers wieder in ihre optimale mechanische Ausrichtung zurückbewegen.

Die beste Zeit, um diese vier Übungen zur Verbesserung der Gesundheit durchzuführen, ist vor dem Schlafengehen, denn dann werden die Vorteile für Sie während der Nacht andauern. Ein zusätzlicher Nutzen dieser vier Übungen besteht darin, dass Sie leichter einschlafen und besser durchschlafen, da Sie vollkommen entspannt sind.

12. Zusammenfassung

Die primäre Aufgabe des Zahnarztes ist die Erhaltung des Gebisses und der Bissfähigkeit. Dazu betreibt er allen Aufwand, der ihm aufgrund seiner Ausbildung, Weiterbildung und Interessen zur Verfügung steht.

Wenn der Zahnarzt aber weiß, dass der Mensch nicht nur chemisch, sondern auch energetisch funktioniert, müssen seine Entscheidungen bezüglich des Erhaltes eines Zahnes anderen Überlegungen folgen, denn er arbeitet tagtäglich am Energiesystem des Menschen. Der energetische Zusammenhang von Zähnen und einzelnen Organen und weiteren Teilen des Organismus sollte heute eigentlich jedem therapeutisch tätigen Menschen bekannt sein. Er kann sich viele Misserfolge ersparen und den Patienten wirkungsvoller helfen.

In der heutigen Zeit sollten die in Heilberufen Tätigen versuchen, unter Anwendung aller gebotenen Möglichkeiten zur Herstellung der Gesundheit ihrer Patienten zusammenzuarbeiten. Zahnärzte waren lange Zeit führend in der wissenschaftlichen Forschung in vielen Gesundheitsbereichen: Akupunktur, Ernährung, Hypnose, Biofeedback, Herdlehre usw. In der Tat war die allgemeine Zahnmedizin hier immer an vorderster Front, aber allzu oft betrachten sich Zahnärzte mehr als Techniker denn als Mediziner. Aufgrund der Ausführungen in diesem Buch müssten die Zahnärzte wieder an der Spitze der Medizinpyramide stehen, denn sie haben positiv oder negativ den größten Einfluss auf das Energiesystem, das vegetative Nervensystem und die Struktur des Gesamtorganismus.

Ohne ein ganzheitliches Verständnis, das z.B. die Ernährung und die Energien des Menschen mit einbezieht, können wir in vielen Fällen nicht langfristig helfen. Strukturelle Korrekturen sind notwendig, aber bevor wir mit Schienen, Einschleifen, Prothesen oder sonstigen Arbeiten beginnen, sollten wir die genaue Stellung der Kiefergelenke überprüfen, um einen bestmöglichen Energiefluss zu erreichen, so dass die Impulse vom Rest des Körpers zum Gehirn und zurück nicht geändert werden.

Nichts im Körper heilt ohne Energie. Sei es die Entfernung eines Zahnes, eine Hautabschürfung, eine Kiefergelenk-Muskelverspannung oder ein Knochenbruch, Heilung hängt von einem optimalen Energielevel an der Stelle der Verletzung ab. Eine mehrmalige Energiezufuhr zusammen mit einer entsprechenden Zufuhr an Mineralien ist genauso wichtig für das Kiefergelenk wie für den gebrochenen Knochen.

Warum durch eine craniomandibuläre Dysfunktion so viele verschiedene Symptone auftreten können

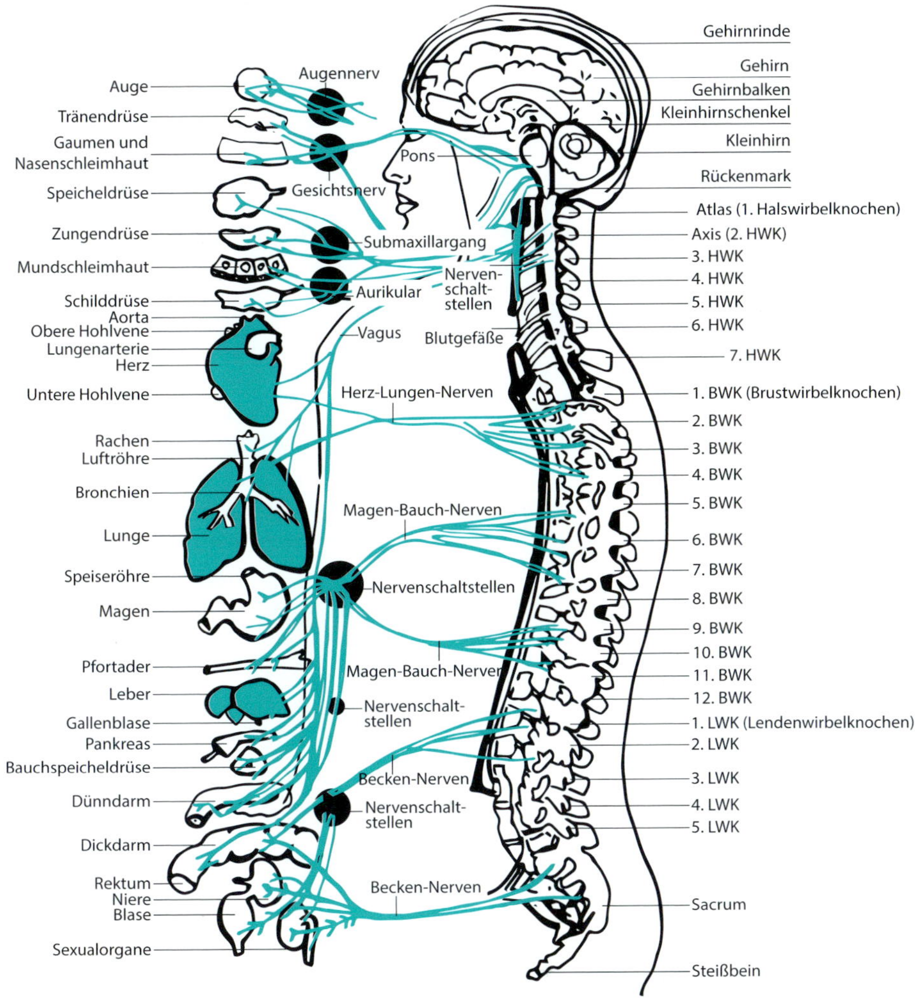

Abb. 46 – Der Einfluss des autonomen Nervensystems auf die Organfunktionen

Das Bestreben muss immer sein, die Selbstregulation des gesamten Organismus wiederherzustellen und zu harmonisieren sowie die Selbstheilungskräfte des Körpers zu aktivieren. Denn nur die Ganzheit eines funktionierenden Körpersystems bildet die Grundlage für die Selbstheilungsmechanismen, die die Gesundheit erhalten und Heilung bewirken. Die isolierte Betrachtung des Dysfunktions-Syndroms aus rein zahnärztlicher, mechanischer und kaufunktioneller Sicht schränkt die Erfolgsaussichten ein.

Medizinische Wissenschaft und Arbeit trifft heute auf ein wachsendes Gefühl von Unbehagen und Vertrauensverlust seitens der Öffentlichkeit. Die Ursachen sind komplex, aber wenigstens in einer Hinsicht könnte die Situation verbessert werden: Ein wenig mehr geistige Offenheit, ein wenig mehr Zusammenarbeit mit anderen biologischen Wissenschaften und ein wenig mehr Aufmerksamkeit auf den Körper als ein Ganzes und auf die Einheit von Körper und Geist könnten das Feld der medizinischen Forschung beträchtlich befruchten. Leider ist die medizinische Wissenschaft geblendet durch den Glanz der Apparate, den Zauber der Testmethoden und durch die Versuchung, sich vorschnell der medikamentösen Behandlung zuzuwenden.

Die wirksamste Medizin ist die natürliche Heilkraft, die im Inneren eines jeden von uns liegt.

Hippokrates

13. Infostellen zu Therapeuten

BNZ
Bundesverband der naturheilkundlich tätigen Zahnärzte e.V.
Von-Groote-Straße 30
50968 Köln
Telefon: 0221-3761005, Fax: 0221-3761009
www.bnz.de

GZM
Internationale Gesellschaft für Ganzheitliche Zahnmedizin e.V.
Seckenheimer Hauptstraße 111
68239 Mannheim
Telefon: 0621-476400 Fax: 0621-473949
www.gzm.org

ICCMO
International College of Cranio-Mandibular Orthopedics
Sektion Deutschland e.V.
Schuhstraße 35
91052 Erlangen
Telefon: 09131-9790992
www.iccmo.de

Neue Gruppe
Wissenschaftliche Vereinigung von Zahnärzten
www.neue-gruppe.com

VDO e.V.
Verband der Osteopathen Deutschland
Untere Albrechtstraße 15
65185 Wiesbaden
Telefon: 0611-9103661, Fax: 0611-9103662
www.osteopathie.de

Alle Geschöpfe haben etwas Sichtbares und Unsichtbares. Das Sichtbare ist schwach, das Unsichtbare stark und lebendig.

H. v. Bingen

14. Abbildungsnachweis

Abbildung 1: Gleditsch, J., Reflexzonen und Somatotopien, WBV Biologisch-Medizinische Verlagsgesellschaft mbH & Co. KG, 1979

Abbildung 2: Voll, R., Wechselbeziehungen von Odontonen und Tonsillen zu Organen, Störfeldern und Gewebssystemen, WBV Biologisch-Medizinische Verlagsgesellschaft mbH & Co. KG, 1979

Abbildung 3: Schimmel, H. W., Funktionelle Medizin, Teil 1, Haug Verlag, Heidelberg, 1991

Abbildung 4: Gleditsch, J., Reflexzonen und Somatotopien, WBV Biologisch-Medizinische Verlagsgesellschaft mbH & Co. KG, 1979, neu illustriert durch D. Ratner, systemed Verlag Lünen, 2017

Abbildung 5: Richard, J. P., Die Wirbelsäule aus der Sicht der Osteopathie, Verlag für Ganzheitliche Medizin, Dr. Erich Wühr GmbH, 1993, neu illustriert durch D. Ratner, systemed Verlag Lünen, 2017

Abbildung 6, 7 und 8: Gleditsch, J., Mundakupunktur, Orale Akupunktur als Schlüssel zum Verständnis regulativer Funktionssysteme, WBV Biologisch-Medizinische Verlagsgesellschaft mbH & Co. KG, 1979, neu illustriert durch D. Ratner, systemed Verlag Lünen, 2017

Abbildung 9a/b: Farell, Ch., Myofunctional Research Co., Helensvale, Queensland, Australien, neu illustriert durch D. Ratner, systemed Verlag Lünen, 2017

Abbildung 11, 13, 18, 25, 26 und 38: HP-Journal Naturheilkunde, Heft Nr. 4, April/Mai 1999, neu illustriert durch D. Ratner, systemed Verlag Lünen, 2017

Abbildung 12: Thenée, G., Gesundheitsreport

Abbildung 14: Funt, L. A./Kinnie, B.H., Anatomy of a Headache, Published by European Orthodontic Products, Inc., P.O. Box 4142, St. Paul MN 55104, USA, neu illustriert durch D. Ratner, systemed Verlag Lünen, 2017

Abbildung 20: Gross/Frey: Kopfschmerz; aus: Gleditsch, J. M., Kursunterlagen Mundakupunktur, neu illustriert durch D. Ratner, systemed Verlag Lünen, 2017

Abbildung 21: Kahle/Leonhardt/Platzer, Taschenatlas der Anatomie, Bd. 1, 5. Auflage, Thieme-Verlag, Stuttgart 1986, neu illustriert durch D. Ratner, systemed Verlag Lünen, 2017

Abbildung 22: Schärer, P., Imagines Demonstrandae, Lehrtafeln zur Patientendemonstration, Quintessenz Verlag, 1968

Abbildung 23: Dorn, D., Die sanfte Wirbeltherapie nach Dorn. Vertrieb Lehrtafel: Helmuth Koch, Webergasse 13, 88131 Lindau

Abbildung 24: Schumacher, G.-H., Philip Journal, Ausgabe 8 (1), 1991, neu illustriert durch D. Ratner, systemed Verlag Lünen, 2017

Abbildung 27: Schumacher, G.-H., Philip Journal, Ausgabe 8 (1), 1991

Abbildung 29: Bauer, A./Gutowski, A., Gnathologie, Quintessenz Verlag, 1975, neu illustriert durch D. Ratner, systemed Verlag Lünen, 2017

Abbildung 30: Tanaka Dental GmbH, Friedrichsdorf, 2015

Abbildung 32: Hecker, U., Ohr-, Schädel-, Mund-, Handakupunktur, 2. Auflage, Hippokrates Verlag, Stuttgart, 1998, neu illustriert durch D. Ratner, systemed Verlag Lünen, 2017

Abbildung 33 und 34: Siener, R., Neue punktuelle Schmerz- und Organtherapie, Heinrich Verlag, Wiesbaden, 1996, neu illustriert durch D. Ratner, systemed Verlag Lünen, 2017

Abbildung 38: NPSO-Nachrichten, Ausgabe Nr. 13, März 1996, modifiziert im HP-Journal Nr. 4, April/Mai 1999, neu illustriert durch D. Ratner, systemed Verlag Lünen, 2017

Abbildung 41, 42, 43, 44 und 45: Morrison, M., The Healthview Newsletter No. 16, 1978, neu illustriert durch D. Ratner, systemed Verlag Lünen, 2017

Abbildung 46: Breier, G./Ranchod, D., Samya-Therapie, Patienten Information, neu illustriert durch D. Ratner, systemed Verlag Lünen, 2017

15. Literaturverzeichnis

Ackermann, W.: Einen Millimeter von der Krankheit, Ackermann Institut, Stockholm, 1981

Adler, E.: Allgemein-Erkrankungen durch Störfelder, 2. Auflage, Verlag für Medizin, Dr. E. Fischer, Heidelberg, 1977

Bahnemann, F.: Das gnatho-vertebral Syndrom, Kieferorthopädische Arbeitsgemeinschaft Hannover, Bericht vom 3.-4. April 1971

Balters, W.: Eine Einführung in die Bionatorheilmethode, Ausgewählte Schriften und Vorträge, Heidelberg, 1973

Beisch, K.: Kurse in Akupunkturphysiologie 1-12, Persönliche Mitteilung

Brand, J.: Die manuelle Therapie nach Meridiandiagnostik, Raum und Zeit Verlag

Bruker, M. O.: Schicksal aus der Küche, W. Schnitzer Verlag, St. Georgen, Schwarzwald

Breier, G./ Ranchod, D.: Samya-Therapie – Patienten-Information Samya-Therapie Zentrum, Kirschbaumweg 26a, Köln, Persönliche Mitteilung

Brügger, A.: Gesunde Haltung und Bewegung im Alltag, 4. Auflage, DSV-Verlag, Kassel, 1996

Cephalalgia: An international Journal of Headache, Vol. 17 – Supplement, 19. Oktober 1997, Scandinavian University Press, Oslo

Dapprich, J.: Interdisziplinäre Funktionstherapie in der zahnärztlichen Praxis, Deutscher Ärzteverlag

Diamond, J.: Der Körper lügt nicht, VAK Verlag, Kirchzarten

Duus, P./Kahlau, G./ Krücke, W.: Allgemein pathologische Betrachtungen über die Einengung der Foramina intervetebralia, Langenbecks Archiv, Deutsche Zeitschrift Chirurgie, Bd. 268, 1950

Eversaul, G.: Dental Kinesiology, Eigenverlag: P.O. Box 19476, Las Vegas, Nevada, USA, 1977

Farell, Ch.: Myofunctional Research Co., Helensvale, Queensland, Australien

Funt, L. A./Kinnie, B.: Anatomy of a Headache, Published by European Orthodontic Products, Inc., P.O. Box 4142, St. Paul Minnesota 55104, USA, 1985

Fonder, A.: The Dental Physician, Medical – Dental Arts, 1977, 303 West 2nd Street – Rock Falls, Illinois, USA

Glaesel, K.: Heilung ohne Wunder und Nebenwirkungen, Labor Glaesel-Verlag, Konstanz, 1986

Gleditsch, J.: Mundakupunktur, Orale Akupunktur als Schlüssel zum Verständnis regulativer Funktionssysteme, Reflexzonen und Somatotopien, WBV Biologisch-Medizinische Verlagsgesellschaft mbH & Co. KG, Schorndorf, 1979

Gleditsch, J.: Akupunktur in der Hals-Nasen-Ohrenheilkunde, Hippokrates Verlag, Stuttgart, 1997

Graber, G.: Psychosomatik und Biofeedback bei Kiefergelenkbeschwerden, Collegium med. dent., Heft 1/1985

Graulich, M.: Wunder dauern etwas länger, Margarethen-Verlag, Ottobeuren, 1996

Hecker, U.: Ohr-, Schädel-, Mund-, Handakupunktur, 2. Auflage, Hippokrates Verlag, Stuttgart, 1998

Hegendorn H./ Vogt H. P./ Graber G.: Experimentelle Untersuchungen über die orale Hyperaktivität bei psychischer Belastung in besonderer Aggression., Schweizer Monatszeitschrift Zahnheilkunde, 1979

Hinkerode, G.: VitaimPuls. Der Lebensimpuls, VitaimPuls-Verlag für ganzheitliche Gesundheit, Arnsberg

Jankelson, R.: Neuromuscular Dental Diagnosis and Treatment, Ishiyan EuroAmerica, Inc., USA, 1990

Keil, T. U./ Zenz, M.: Nicht der Schmerz, das Skalpell ist zu fürchten, Zahnärztliche Mitteilungen 89, Nr. 12, 1999

Knese, K. M.: Kopfgelenk, Kopfhaltung und Kopfbewegung des Menschen, 2. Anatomische Entwicklungsgeschichte Nr. 1 und 2, 1948

Kobayashi, Y./ Hanson ,T. L.: Auswirkungen der Okklusion auf den menschlichen Körper, Philipp Journal 5, 1988

May, W.: Reduction of Stress in the Chewing Mechanism, Basal Facts Volume 3, Nr. 3, 1979

Mastalier, O.: Ganzheitliche Zahn-, Mund- und Kieferheilkunde, Verlag Urban und Schwarzenberg, München, 1995

Mieg, R.: Zähne als Krankheitsherde, Ratgeber Ehrenwirth, 1996

Oberbach, J.: Das große Biotensor-Praxisbuch 1. Teil, 1983

Oberbach, J.: Erdstrahlen und Atomkrankheiten

Oberbach, J.: Biotensor-Praxisbuch II, 1988

Pischinger, A.: Das System der Grundregulation. Grundlagen für eine ganzheitsbiologische Theorie der Medizin, 4. Auflage, Haug-Verlag, Heidelberg, 1983

Price, W. A.: Nutrition and Physical Degeneration, Published by The Price Pottenger Foundation, Inc. Santa Monica, Kalifornien, USA, 7. Auflage, 1972

Richard, J. P.: Die Wirbelsäule aus der Sicht der Osteopathie, Verlag für Ganzheitliche Medizin, Dr. Erich Wühr, Kötzting, 1993

Richter, H.: Gnathologie. Eine Standortbestimmung, Selbstverlag, 1982

Ridder, P.: Craniomandibuläre Dysfunktion, 2. Auflage, Urban und Fischer Verlag

Rocabado, M.: Head, Neck and Temporomandibular Joint Dysfunction, Rocabado Institut, 1981

Rudat, K. M.: Kopfschmerz und Migräne, Aescura im Verlag Urban und Schwarzenberg, 1998

Schimmel, H. W.: Funktionelle Medizin – Teil 1, Haug-Verlag, Heidelberg, 1991

Siebert, G.: Zahnärztliche Funktionsdiagnostik, Hanser-Verlag, 2. Auflage, 1987

Siener, R.: Neue punktuelle Schmerz- und Organtherapie, Heinrich Verlag, Wiesbaden, 1996

Simon, D. G./ Trarvell,: Myofacial Pain and Dysfunction. The Triggerpoint Manual, J. Williams und Wilkins, Baltimore, USA, 1983

Smith, M. V./ Hodge, Ch.: Response properties of upper cervical spinothalamic neurons in cats. A possible explanation for the unusual sensory symptoms associated with upper cervical lesions in humans, Artikel in Spine, 17/1992, S. 375-382

Slaviczek, R.:: Ganzheitliches Verständnis in der Funktionslehre, Philipp Journal 9/1992

Thenée, G.:: Beckenschiefstand, Raum und Zeit – Nr. 64/1993

Treuenfels, M.: Von Kopfhaltung, Atlasposition und Atemfunktion bei offenem Biss.

Treuenfels, M.: Fortschritte der Kieferorthopädie 45 (1984) S. 111-121, Nr. 2

Treuenfels, M.: Die Relation von Atlasposition, prognather und progener Kieferanomalie. Zeitschrift Orthopädie und Grenzgebiete 121/1983, S. 657-664 / F. Emke Verlag, Stuttgart

Upledger, I. E./ Vredevogt, I.D.: Craniosacral Therapy, Eastland Press, Chicago, 1988

Voll, R.: Wechselbeziehungen von Odontonen und Tonsillen zu Organen, Störfeldern und Gewebssystemen, 4. Auflage, Medizinisch-Literarische Verlagsgesellschaft, Uelzen, 1977

Worlitschek, M.: Praxis des Säure-Basen-Haushalts, Haug-Verlag, Heidelberg, 1991

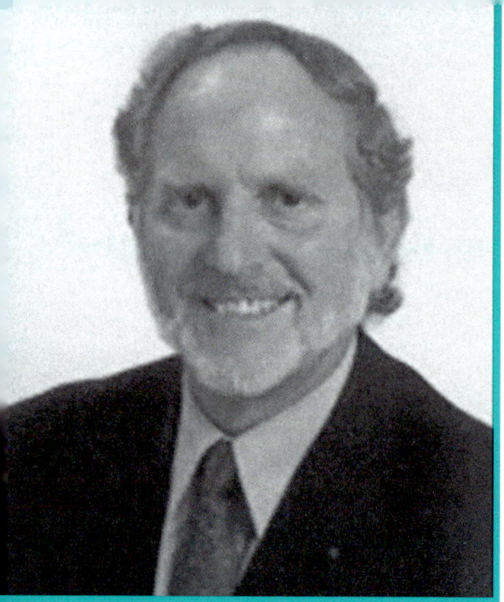

Dr. Jürgen Schmitter

16. Lebenslauf

Name:	Dr. Jürgen Schmitter
Geburtsdatum:	21.11.1936
Ausbildung:	Studium der Zahnmedizin in Würzburg, Freiburg und Düsseldorf Examen 1962 Promotion 1963 Zweijährige Assistenzzeit in Stuttgart Seit 1965 in eigener Praxis tätig Seit 1991 reine Privatpraxis
Spezialgebiete:	Ganzheitliche Zahnheilkunde inkl. Randgebiete Totale Rehabilitationen Ästhetische Zahnheilkunde Kiefergelenkerkrankungen und Ganzkörperstatik Erwachsenenkieferorthopädie Veröffentlichungen in Zeitschriften, Vorträge in Gesellschaften und an der Volkshochschule, Praxiskurse

Großen Dank verdankt die Natur, dass sie in die Existenz eines jeden lebendigen Wesens auch so viel Heilkraft gelegt hat, dass es sich, wenn es an den einem oder dem andern Ende zerrissen wird, selbst wieder zusammenflicken kann.

J. W. v. Goethe

Raum für Ihre Notizen

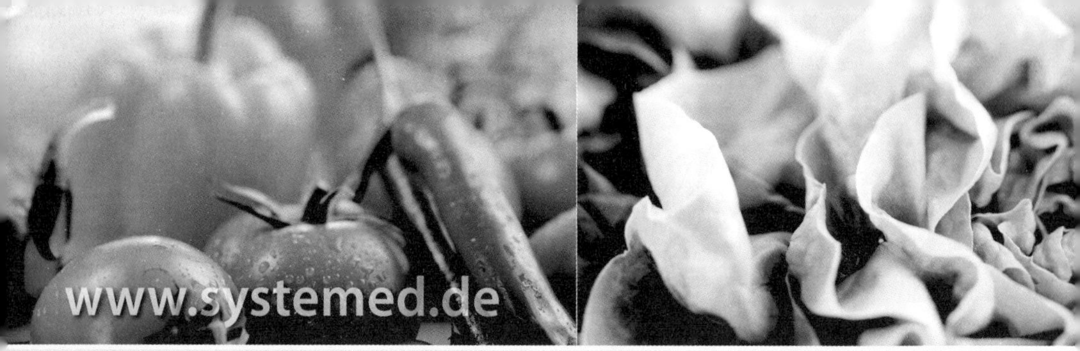

Gesunde Ernährung rund um die LOGI-Methode und LOGI-Low-Carb

Glücklich und schlank.
Mit viel Eiweiß und dem richtigen Fett. Das komplette LOGI-Basiswissen. Mit umfangreichem Rezeptteil.
Dr. Nicolai Worm
978-3-942772-96-9 **22,00 €**
BEST-SELLER – auch als eBOOK

Das große LOGI-Kochbuch.
120 raffinierte Rezepte zur Ernährungsrevolution von Dr. Nicolai Worm. Mit exklusiven LOGI-Kompositionen der Spitzenköche Alfons Schuhbeck, Vincent Klink, Ralf Zacherl, Christian Henze und Andreas Gerlach.
Franca Mangiameli
978-3-942772-79-2 **22,00 €**
BEST-SELLER

Das neue große LOGI-Kochbuch.
120 neue Rezepte – auch für Desserts, Backwaren und vegetarische Küche. Jede Menge LOGI-Tricks und die klügsten Alternativen zu Pizza, Pommes und Pasta.
Franca Mangiameli | Heike Lemberger
978-3-942772-88-4 **22,00 €**
BEST-SELLER

Das große LOGI-Fischkochbuch.
Köstliche Gerichte mit Fisch und Meeresfrüchten aus heimischen Gewässern und aus aller Welt.
S. Thiel | A. Fischer
978-3-942772-07-5 **15,99 €** ~~19,99 €~~

Das große LOGI-Back- und Dessertbuch.
Über 100 raffinierte Dessertrezepte, die Sie niemals für möglich gehalten hätten. So macht Leben nach LOGI noch mehr Spaß! Mit ausführlichem Stevia-Extrakapitel.
Franca Mangiameli | Heike Lemberger
978-3-927372-66-5 **19,95 €**
BEST-SELLER – auch als eBOOK

Das große LOGI-Grillbuch.
120 heiß geliebte Grillrezepte rund um Gemüse, Fisch und Fleisch. Ein Fest für LOGI-Freunde.
Heike Lemberger
Franca Mangiameli
978-3-942772-12-9 **15,99 €** ~~18,00 €~~

Abnehmen lernen. In nur zehn Wochen!
Das intelligente LOGI-Power-Programm zur dauerhaften Gewichtsreduktion. Mit diesem Tagebuch werden Sie Ihr eigener LOGI-Coach!
Heike Lemberger
Franca Mangiameli
978-3-942772-59-4 **22,00 €**

Vegetarisch kochen mit der LOGI-Methode.
LOGI ohne Fisch und Fleisch? Na klar! 80 innovative und kreative LOGI-Veggie-Rezepte. Wenige Kohlenhydrate – glutenfrei! Mit vielen veganen Rezeptalternativen.
Susanne Thiel | Dr. Nicolai Worm
978-3-942772-89-1 **22,00 €**

Das LOGI-Fanbuch.
Erfolgsgeschichten, Rezepte, Tipps und Tricks von Fans für Fans der LOGI-Methode.
978-3-95814-079-0 **19,99 €**

Leicht abnehmen! Geheimrezept Eiweiß.
Gewicht verlieren mit Eiweiß und Formula-Mahlzeiten. Und dann: gesund und schlank auf Dauer mit LOGI.
Dr. Hardy Walle | Dr. Nicolai Worm
978-3-95814-009-7 **19,99 €**

Leicht abnehmen! Das Rezeptbuch.
Gewicht verlieren mit Eiweiß und Formula-Mahlzeiten. Und für danach: 70 einfache und abwechslungsreiche LOGI-Rezepte.
Dr. Hardy Walle
978-3-927372-40-5 **12,95 €**

LOGI. Das Buch.
Das Beste aus 15 Jahren LOGI. 300 Rezepte, Theorie und Tipps.
978-3-95814-026-4 **30,00 €**

Eiweiß-Guide.
Tabellen mit über 500 Lebensmitteln bewertet nach ihrem Eiweißgehalt und ausgewählten Aminosäuren.
Franca Mangiameli | Heike Lemberger
Dr. Nicolai Worm
978-3-942772-64-8 **9,99 €**

Fett Guide.
Wie viel Fett ist gesund? Welches Fett wofür? Tabellen mit über 500 Lebensmitteln, bewertet nach ihrem Fettgehalt und ihrer Fettqualität.
Heike Lemberger | Ulrike Gonder
Dr. Nicolai Worm
978-3-942772-09-9 **7,49 €** ~~9,99 €~~

LOGI-Guide.
Tabellen mit über 500 Lebensmitteln, bewertet nach ihrem glykämischen Index und ihrer glykämischen Last.
Franca Mangiameli
Dr. Nicolai Worm | Andra Knauer
978-3-942772-02-0 **6,99 €**
BEST-SELLER

Der LOGI-Wochenkalender 2018.
54 köstliche und inspirierende LOGI-Rezepte auf wunderschönen Sammelkarten.
978-3-95814-109-4 **15,00 €**
NEU

Die LOGI-Kochkarten.
Die besten LOGI-Rezepte. Einfallsreich, einfach, preiswert.
978-3-942772-54-9 **5,00 €**

Das große LOGI-Familienkochbuch.
Die LOGI-Ernährungsmethode für die ganze Familie in Theorie und Praxis. Mit 100 tollen Rezepten, die auch Kindern schmecken.
Marianne Botta | Dr. Nicolai Worm
978-3-95814-016-5 **22,00 €**

Der LOGI-Muskel-Coach.
Die ultimative Sporternährung für Muskelaufbau und Ausdauertraining.
Dr. Torsten Albers | Dr. Nicolai Worm
Kirsten Segler
978-3-942772-13-6 **19,99 €**
auch als eBOOK

Mehr vom Sport! Low-Carb und LOGI in der Sporternährung.
Unter Mitwirkung zahlreicher Spitzensportler: Boxweltmeister Felix Sturm, Schwimmprofi Mark Warnecke, Leichtathlet Danny Ecker und viele mehr.
Clifford Opoku-Afari | Dr. Nicolai Worm
Heike Lemberger
978-3-927372-41-2 **19,95 €**

LOGI und Low Carb in der Sporternährung.
Glykämischer Index und glykämische Last – Einfluss auf Gesundheit und körperliche Leistungsfähigkeit.
Jan Prinzhausen
978-3-927372-30-6 **24,90 €**

Bauch, Beine, Po – das LOGI-Workout für Frauen. (DVD)
Inklusive ausführlichem Booklet.
M. Maier | Dr. N. Worm
978-3-927372-98-6 **8,99 €** ~~14,95 €~~

#POWERFÜRDICH. (DVD)
Trainiert, schlank & sexy. Das 12-Wochen-Programm von Promi-Trainer Cliff.
Clifford Opoku-Afari
978-3-95814-010-3 **14,99 €**

Endlich schlank ohne Diät.
Erfolgreich abnehmen ohne Jo-Jo-Effekt und Kalorienzählen - nach dem LOGI-Erfolgsprinzip von Dr. Nicolai Worm.
Anna Cavelius
978-3-942772-10-5 **7,49 €** ~~9,99 €~~

LOGI im Alltag, in der Praxis und in der Klinik.
Andra Knauer
978-3-942772-31-0 **6,99 €** ~~8,99 €~~

Die LOGI-Jubiläumsbox.
10 erfolgreiche, glückliche und schlanke Jahre mit der LOGI-Methode. Enthält DIE drei Standardwerke rund um die LOGI-Methode zum Jubiläumspreis.
- Glücklich und schlank.
- Das große LOGI-Kochbuch.
- Das neue große LOGI-Kochbuch.

Dr. Nicolai Worm | Franca Mangiameli
Heike Lemberger
978-3-927372-68-9 **55,00 €**
(erhältlich solange der Vorrat reicht)

Noch mehr LOGI.
Die LOGI-Fisch-, -Back- und -Grillbox. Über 400 raffinierte Rezepte. Die Box beinhaltet:
- das große LOGI-Fischkochbuch
- das große LOGI-Grillbuch,
- das große LOGI-Back- und -Dessertbuch

Heike Lemberger | Franca Mangiameli
Susanne Thiel | Anna Fischer
978-3-942772-48-8 **45,00 €**
(erhältlich solange der Vorrat reicht)

LOGI durch den Tag.
Kombinieren Sie Ihren LOGI-Abnehmplan aus 50 Frühstücken, 50 Mittagessen und 50 Abendessen. Maximale Sättigung mit weniger als 1.600 Kalorien und 80 Gramm Kohlenhydraten pro Tag!
Franca Mangiameli
978-3-95814-007-3 **26,00 €**
FLIP CHART TISCH AUFSTELLER

Das LOGI-Menü.
Logisch kombiniert: 50 Vorspeisen, 50 Hauptgerichte, 50 Desserts.
Franca Mangiameli
978-3-95814-006-6 **26,00 €**
FLIP CHART TISCH AUFSTELLER

Die LOGI-Akademie.
LOGI lehren – LOGI verstehen. Ein Leitfaden zur Patientenschulung und zum Selbststudium.
Franca Mangiameli
978-3-927372-59-7 **34,99 €** ~~48,00 €~~
FLIP CHART TISCH AUFSTELLER – FÜR FACH KREISE

Happy Carb: Meine liebsten Low-Carb-Rezepte.
Happy-Carb-Bloggerin Bettina Meiselbach verrät uns ihre 150 »Erfolgsrezepte« für mehr Gesundheit und Genuss.
Bettina Meiselbach
978-3-95814-075-2 **19,99 €**
auch als eBOOK

Happy Carb: Mehr Low-Carb Lieblingsrezepte.
Happy-Carb-Bloggerin Bettina Meiselbach präsentiert weitere 150 bunte Low-Carb Rezepte mit der Extraportion Happiness.
Bettina Meiselbach
978-3-95814-103-2 **22,00 €**
NEU

Happy Carb: Diabetes Typ 2 – nicht mit mi
Erfolgsbloggerin Bettina Meiselbach verr ihr persönliches Low-Carb-Geheimnis ge Diabetes. Mit 30 inspirierenden Rezeptid
Bettina Meiselbach
978-3-95814-062-2 **19,99 €**
auch als eBOOK

Happy Carb to go.
44 Low-Carb-Rezepte für unterwegs.
Bettina Meiselbach
978-3-95814-088-2 **12,00 €**
NEU

Die Low-Carb-Alltagsküche.
110 Koch- und Backrezepte, die JEDER kann!
Beate Strecker
978-3-95814-034-9 **19,99 €**

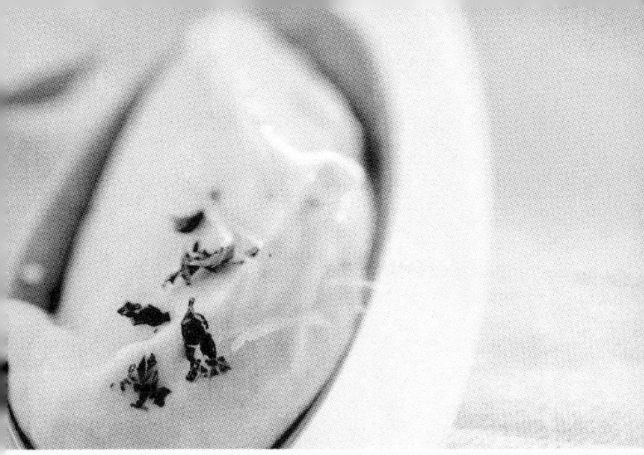

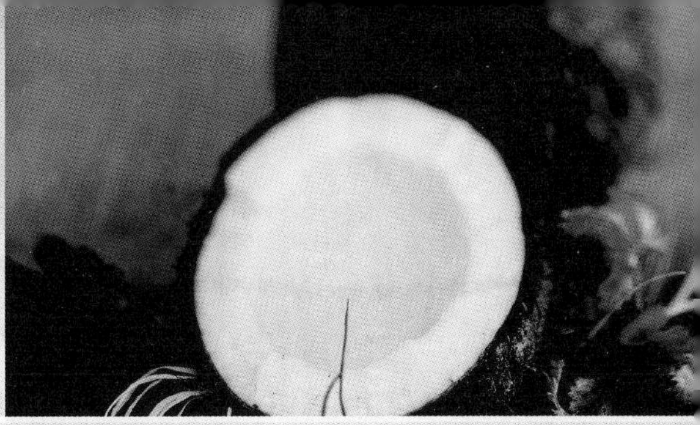

ystemed Küchenratgeber

auch als eBOOK

w-Carb – Low-Budget.
lenhydratbilanzierte Küche
den kleinen Geldbeutel.
fgang Link | Dr. med. Jürgen Voll
-3-942772-65-5 **8,99 €**

w-Carb unterwegs.
ezepte für die Reise und zum
nehmen.
ca Mangiameli | Heike Lemberger
-3-942772-66-2 **8,99 €**

w-Carb vegan.
Rezepte ohne tierische Lebensmittel.
ca Mangiameli | Heike Lemberger
-3-942772-68-6 **8,99 €**

w-Carb für Sportler.
ohlenhydratreduzierte Gerichte für
Sportler.
fgang Link | Dr. med. Jürgen Voll
-3-942772-91-4 **8,99 €**

w-Carb-Powerwoche.
Tagen Vitalität gewinnen und
vicht verlieren.
fgang Link | Dr. med. Jürgen Voll
-3-942772-87-7 **8,99 €**

**w-Carb in der
wangerschaft.**
undheit mit wenig Kohlenhydraten
Mutter und Baby.
ett Schmittendorf
-3-942772-72-3 **8,99 €**

w-Carb-Feierabendküche.
taten – 15 Minuten – 40 Rezepte.
fgang Link
-3-95814-059-2 **8,99 €**

w-Carb-Nudelküche.
östliche echte Pastarezepte mit wenig
lenhydraten.
fgang Link
-3-95814-047-9 **8,99 €**

NEU

w-Carb-One-Pot.
pf – alle Zutaten – 36 kohlenhydrat-
e Rezepte.
fgang Link
-3-95814-095-0 **8,99 €**

Low-Carb für Einsteiger.
32 Rezepte mit zahlreichen Varianten für den Start in eine kohlenhydratarme Ernährung.
Manuela Oehninger Suter
978-3-95814-048-6 **8,99 €**

auch als eBOOK

Low-Carb-Desserts.
40 Desserts mit wenig Kohlenhydraten.
Wolfgang Link
978-3-942772-95-2 **8,99 €**

auch als eBOOK

Low-Carb-Pfannengerichte.
40 Rezepte für die schnelle Pfanne mit wenig Kohlenhydraten.
Wolfgang Link
978-3-942772-93-8 **8,99 €**

**Low-Carb bei Nahrungsmittel-
unverträglichkeit.**
30 Rezepte bei Laktoseintoleranz/ Fruktoseintoleranz/Zöliakie.
W. Link | Dr. med. J. Voll **4,99 €**
978-3-942772-74-7 ~~7,99 €~~

Low-Carb für den Hund.
Artgerechte Hundeernährung mit wenig Kohlenhydraten – Wissen, Tipps und Rezepte.
Ursula Bien
978-3-95814-011-0 **8,99 €**

Low-Carb vegetarisch.
40 vegetarische Rezepte
ohne Fisch und Fleisch.
Wolfgang Link
978-3-95814-005-9 **8,99 €**

Low-Carb-Suppen.
40 Suppen und Eintöpfe zum einfachen Nachkochen.
Manuela Oehninger Suter
978-3-95814-004-2 **8,99 €**

NEU

Low-Carb-Burger.
40 großartige Burgerrezepte mit wenigen Kohlenhydraten.
Wolfgang Link
978-3-95814-074-5 **8,99 €**

Low-Carb kalte Küche.
40 kohlenhydratarme Rezepte
ohne zu kochen.
Manuela Oehninger Suter
978-3-95814-021-9 **8,99 €**

Low-Carb-Aufläufe.
40 kohlenhydratarme Rezepte aus dem Ofen & Wissenswertes zu Auflaufformen.
Wolfgang Link
978-3-95814-022-6 **8,99 €**

Low-Carb in 15 Minuten.
40 »leichte« Schnellrezepte zum Genießen.
Wolfgang Link
978-3-942772-75-4 **8,99 €**

auch als eBOOK

Low-Carb-Backen für den Alltag.
22 kohlenhydratarme, einfache und 100% funktionierende Rezepte für Kuchen und Kekse.
Beate Strecker
978-3-95814-033-2 **8,99 €**

auch als eBOOK

Low-Carb-Weihnachtsbäckerei.
22-mal Kekse, Gebäck und Konfekt
zur Weihnachtszeit.
Beate Strecker
978-3-95814-043-1 **8,99 €**

Low-Carb für Diabetiker.
29 kohlenhydratarme Rezepte zur Blutzuckerregulation.
Wolfgang Link | Dr. Jürgen Voll
978-3-95814-045-5 **8,99 €**

Low-Carb-Frühstück.
40 abwechslungsreiche Frühstücksideen mit wenig Kohlenhydraten.
Wolfgang Link
978-3-95814-046-2 **8,99 €**

Low-Carb mediterran.
34 kohlenhydratarme Rezepte mit garantiertem Ferienfeeling.
Manuela Oehninger Suter
978-3-95814-055-4 **8,99 €**

NEU

Low-Carb-Classics.
40 kohlenhydratarme Rezepte aus der traditionellen Hausmacherküche.
Wolfgang Link
978-3-95814-081-3 **8,99 €**

Ketogene Ernährung

BEST-SELLER
auch als eBOOK

**Krebszellen lieben Zucker –
Patienten brauchen Fett.**
Gezielt essen für mehr Kraft und Lebensqualität bei Krebserkrankungen.
Prof. Ulrike Kämmerer
Dr. Christina Schlatterer | Dr. Gerd Knoll
978-3-927372-90-0 **24,99 €**

Ketogene Ernährung bei Krebs.
Die besten Lebensmittel bei Tumorerkrankungen.
Prof. Ulrike Kämmerer
Dr. Christina Schlatterer | Dr. Gerd Knoll
978-3-95814-037-0 **17,95 €**

**KetoKüche für Einsteiger:
Rezepte & Kraftshakes.**
50 ketogene Rezepte, die schmecken.
Dorothee Stuth | Ulrike Gonder
978-3-942772-42-6 **14,99 €**

KetoKüche zum Genießen.
Mit gesunden Gewürzen und Kokosnuss.
Über 100 ketogene Rezepte für Genießer.
Bettina Matthaei | Ulrike Gonder
978-3-942772-44-0 **19,99 €**

KetoKüche mediterran.
90 kohlenhydratarme Gerichte rund um das Mittelmeer.
Bettina Matthaei | Ulrike Gonder
978-3-95814-044-8 **19,99 €**

JETZT ALS PAPERBACK

Stopp Alzheimer!
Wie Demenz vermieden und behandelt werden kann.
Dr. Bruce Fife **20,00 €**
978-3-942772-86-0 ~~24,99 €~~

**Stopp Alzheimer!
Praxisbuch.**
Wie Demenz vermieden und behandelt werden kann. Mit zahlreichen Rezepten, Mental-Test sowie Warenkunde und Kohlenhydrattabellen.
Dr. Bruce Fife
978-3-942772-27-3 **12,99 €**

NEU

Essen! Nicht! Vergessen!
Demenzrisiko einfach wegessen – oder: Wie die Ernährung vor Alzheimer & Co. schützen kann.
Dr. Peter Heilmeyer | Ulrike Gonder
978-3-95814-070-7 **15,95 €**

NEU

**Kopfküche.
Das Anti-Alzheimer-Kochbuch.**
50 unvergessliche Rezepte
gegen Alzheimer & Co.
Dr. med. Michael Nehls
978-3-95814-084-4 **19,95 €**

Das Beste aus der Kokosnuss.
Natives Bio-Kokosöl und Bio-Kokosmehl.
Ulrike Gonder
978-3-942772-56-3 **4,99 €**

Kokosöl (nicht nur) fürs Hirn!
Wie das Fett der Kokosnuss helfen kann, gesund zu bleiben und das Gehirn vor Alzheimer und anderen Schäden zu schützen.
Ulrike Gonder
978-3-942772-38-9 **7,49 €**

Positives über Fette und Öle.
Warum gute Fette und Öle so wichtig für uns sind.
Ulrike Gonder
978-3-942772-57-0 **4,99 €**
Alle 3 Bücher im Paket
978-3-942772-55-6 **14,00 €**

KetoKüche kennenlernen.
Die ketogene Ernährung in Theorie und Praxis.
Ulrike Gonder | Anja Leitz
978-3-942772-80-8 **8,99 €**

**Praxisbroschüre
Rezepte zur Unterstützung
einer ketogenen Ernährung
für Krebspatienten.**
Prof. Ulrike Kämmerer | Nadja Pfetzer
(erhältlich nur beim Verlag) **6,90 €**

systemed verlag

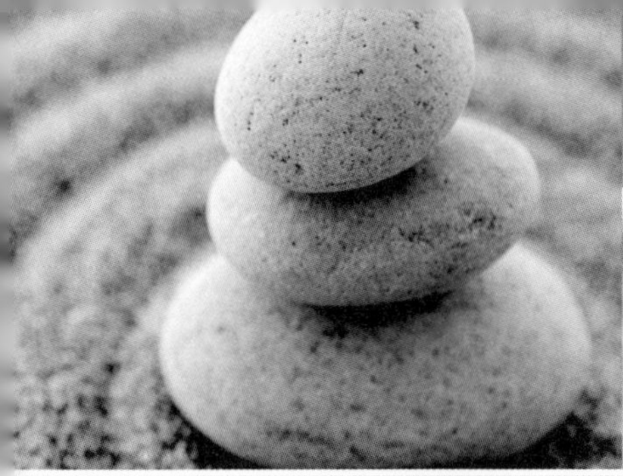
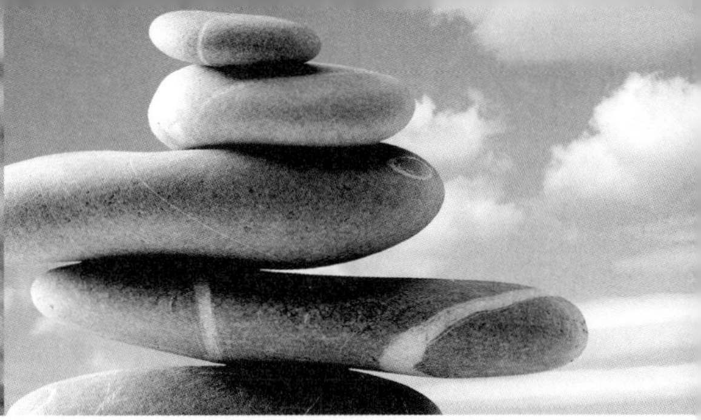

Impressum

Redaktion: systemed Verlag, Lünen
systemed GmbH, Kastanienstr. 10, 44534 Lünen

Umschlag: rosavision, Simone Ruths
www.rosavision.de

Satz: A flock of sheep, Lübeck
www.flock-of-sheep.com

Illustrationen: Dunja Ratner (Seiten 18, 20, 21, 23, 25, 28, 30, 32, 35, 37, 38, 40, 49, 52, 54, 55, 64, 76, 85, 96, 108, 110, 111, 112, 117, 121, 122, 123, 124, 125, 126, 129)

Druck: Multiprint GmbH, Bulgarien

ISBN: 978-3-95814-087-5

1. Auflage

Hinweis.

Alle Informationen und Hinweise, die in diesem Buch enthalten sind, wurden vom Autor nach bestem Wissen erarbeitet und von ihm und dem Verlag mit größtmöglicher Sorgfalt überprüft. Unter Berücksichtigung des Produkthaftungsrechts müssen wir allerdings darauf hinweisen, dass inhaltliche Fehler und Auslassungen nicht völlig auszuschließen sind. Für etwaige fehlerhafte Angaben können die Autoren, Verlag und Verlagsmitarbeiter keinerlei Verpflichtung und Haftung übernehmen. Korrekturhinweise sind jederzeit willkommen und werden gerne berücksichtigt.

systemed
verlag